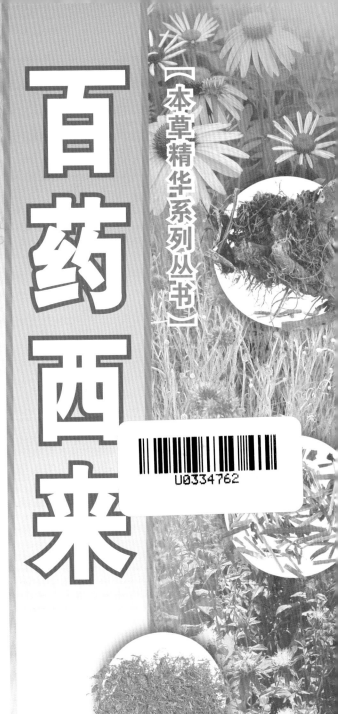

【本草精华系列丛书】

百药西来

赵中振　郭　平　洪雪榕　编著

中国中医药出版社
·北 京·

图书在版编目（CIP）数据

百药西来 / 赵中振，郭平，洪雪榕编著 . —北京：中国中医药
出版社，2019.6

（本草精华系列丛书）

ISBN 978-7-5132-5033-7

Ⅰ . ①百… Ⅱ . ①赵… ②郭… ③洪… Ⅲ . ①中草药
－基本知识 Ⅳ . ① R28

中国版本图书馆 CIP 数据核字（2018）第 121047 号

中国中医药出版社出版

北京市朝阳区北三环东路 28 号易亨大厦 16 层
邮政编码 100013
传真 010-64405750
赵县文教彩印厂印刷
各地新华书店经销

开本 880×1230 1/32 印张 7 字数 228 千字
2019 年 6 月第 1 版 2019 年 6 月第 1 次印刷
书号 ISBN 978 - 7 - 5132 - 5033 - 7

定价 49.00 元
网址 www.cptcm.com

社 长 热 线 010-64405720
购 书 热 线 010-89535836
维 权 打 假 010-64405753

微信服务号 zgzyycbs
微商城网址 https://kdt.im/LIdUGr
官 方 微 博 http://e.weibo.com/cptcm
天猫旗舰店网址 https://zgzyycbs.tmall.com

如有印装质量问题请与本社出版部联系（010-64405510）

　　1987 年 4 月，我东渡扶桑，开始了在日本东京药科大学的留学生涯。翻开日本的生药学教材，第一页展示的是一张药用植物资源分布图，与中国同类课本不同的是，这张图的覆盖范围包括了全世界。日本生药学教材中介绍的不少西方药用植物，许多在中国的教科书中未曾提及，这的确让我耳目一新。

　　2006 年，母校北京中医药大学 50 周年校庆，我以"敢问路在何方"为题，应邀作了一次学术讲座。开讲前我作了一次问卷调查，请包括中药学专业本科生、研究生和年轻教师在内的约 200 名出席者列出"当今国际上最畅销的 10 种植物药"。遗憾的是，竟没有人能够答对以下欧美国家常用植物药的其中 3 种：紫锥菊、大蒜、贯叶金丝桃、缬草、银杏叶、锯叶棕、水飞蓟、卡瓦胡椒、月见草、越桔。在大多数的答卷中，却都提到了原产在北美洲、而欧美人少用的西洋参。

　　查阅中国国内近年出版的中药资源和生药学相关教材，其中对西方植物药及西方传统药物使用历史很少涉及甚至只字未提。在全球经济一体化的今天，我们在研究中药的同时，对西方植物药不可不闻不问。

　　我和我的研究团队系统查阅了东西方植物药的文献资料，并在世界范围内对天然药物资源进行了实地考察。作为我们的研究心得，本书选录了 100 种西方常用的植物药，概述其植物来源、药用部位、产地、药用历史、效用和有效成分，希望对东西方植物药之间的交流起到积极的作用。

　　　　　　　　　　　　　　　　　　　　　赵中振

目 录

总 论

他山之石，可以攻玉
——谈西草药的研究与利用

引言

东西交流，自古有之。在全球经济一体化的今天，伴随着中国的改革开放，作为世界传统医药的重要组成部分，中医药已经走出国门，与海外的交流超过了历史上的任何一个时代。

随着回归自然在全球范围的兴起，植物药的需求量持续增长，成为医药产业的一支生力军。但是我们也应当清醒地看到，这一增长，并不仅仅是中药的增长。目前国际天然药物市场是以西方植物药与植物提取物为主体的。国际天然药物市场并不等于中药的市场，中药的市场也并不一定就是中国人的市场。过去20年，西方植物药有了迅速发展：市场销售额逐年上升，植物药相关法规陆续出台，政府资助逐年上升，研究论文大幅度增加。

不比较不知己所短，也不会知己所长。通过对比研究东西方植物药的品种差异、药用部位差异和用法差异，可以从中得到启迪，发现东西方植物药之间可以相互交流的信息和相互借鉴的技术、方法与思路。

一、传统植物药的定义

不同国家和地区对植物药的定义不尽一致，对其称谓也不甚统一。

世界卫生组织（World Health Organization, WHO）将植物药分为四种：植物药（Herbs），指完整的、破碎的或粉末状的植物药材，包括植物的叶、花、果实、种子、茎、木、皮、根及根茎等部位；植物药材（Herbal materials），包括植物的鲜汁、树胶、固定油、挥发油、树脂等；植物药制剂（Herbal preparations），用于制造最终植物药产品，可包括散剂、浸膏、酊剂和脂肪油；最终植物药品（Finished herbal products），是由一种或多种植物药生产成的植物药制剂，不能加入从植物中分离得到的化学成分。

欧盟（European Union, EU）定义的传统植物药品（Traditional herbal medicinal products）不需要医生处方。分为：①植物药材（Herbal substances），指完整的、破碎的或经过切制的全植物体、植物的一部分、藻类、真菌和地衣。植物药材未经进一步加工，通常为干燥品，有时也为鲜品。②植物药制剂（Herbal preparations），由植物药材经提取、蒸馏、压榨、浓缩或发酵等方法制备。包括散剂、酊剂、浸膏、挥发油、压榨汁和渗出物加工品。③植物药品（Herbal medicinal product），其活性成分由一种或多种植物药材组成，或由一种或多种植物药制剂组成，或由植物药材和植物药制剂合并组成。

美国食物药品监督管理局（United State Food and Drug Administration, USFDA）在2004年6月发布的《植物药品生产指南》对植物药有关的概念进行了说明。其中，植物产品（Botanical, botanical product）指标签完备的最终产品，其组成为植物、藻类、大型真菌或以上几种的组合，根据用途，植物产品可以是食品、药品、医用材料或化妆品，但不能加入基因修饰的植物、发酵产品、从植物中分离纯化的化学成分（如紫杉醇）和经化学修饰的物质（如从薯蓣提取物合成的雌激素）；植物药材（Botanical raw material）指新鲜的或经净制、冷冻、干燥或切片的植物、藻类和大型真菌；植物药制剂（Botanical drug substance）指以植物药材，通过粉碎、煎煮、压榨、溶剂提取（水或乙醇）等方法制备，包括散剂、糊剂、浓缩液、胶剂、糖浆和油剂，可以是单味植物药制剂（Single-herb botanical drug substance）或复方植物药制剂（Multi-herb botanical drug substance）；植物药品（Botanical drug product, botanical drug）指用作药品的植物产品。植物药制剂有多种剂型供使用，如液体制剂、散剂、片剂、胶囊、酊剂和外用剂型。

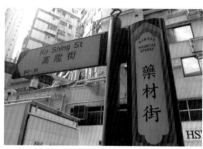

中国香港

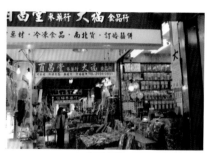

中国台湾

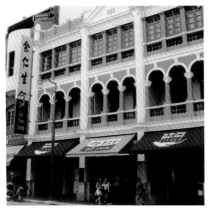

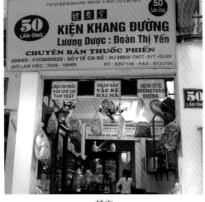

新加坡   越南

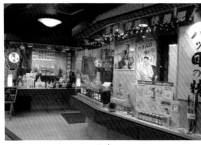

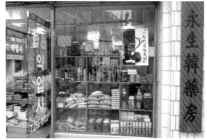

日本   韩国

二、域外岐黄——世界传统医药巡礼

中医药是世界传统医药的一部分，是具有完整理论体系与丰富临床经验的伟大宝库。

中医药文化对中国周边国家的影响也很大，形成的所谓"儒文化圈"，朝鲜、日本、越南的传统医学在形成与发展过程中，都离不开中医药，可以概括为同干异枝，同源异流。这些国家传统医学与现代医学体系并存。在传统医药的发展过程中，学术研究、产品开发、标准制定等方面在国际上均位列前茅。

印度历史悠久，传统医药自成体系，植物资源丰富，药用植物超过15000种。传统医学在印度有理论、有实践、有资源、有人才，是值得关注和交流的国家。

印度尼西亚的森林覆盖面积约74%，高等植物8万余种，已经发现的药用植物有7000多种，在亚洲名列前茅。印尼政府拟优先开发姜黄、穿心莲、积雪草、姜、大高良姜5种在传统草药制剂"佳木"（JAMU）中出现频率最高的药用植物。

在海湾国家阿曼，当我看到当地珍稀的大漠植物时，我曾向该国建议暂不宜开发这里的药用植物资源；如果要向阿拉伯世界推广中医药，应当优先考虑的是针灸。

非洲的自然资源丰富，有记录的药用植物超过5400种，但有一些在中国短缺的药用资源在当地却弃之不用。当地资源质优价廉，但在医疗保健方面的使用方法比较简单，尊重传统、整理保护传统医药文化遗产有待加强。

在欧洲，英国历来重视世界各国的传统医药学，与欧盟其他国家相比，

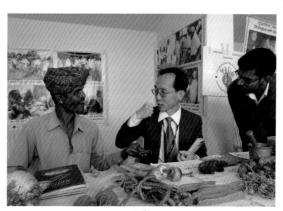

印度

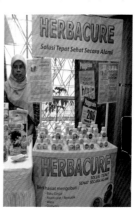

印度尼西亚

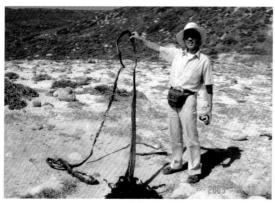

南非

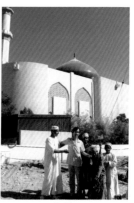

阿曼

4

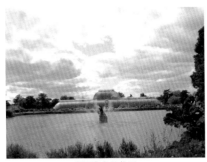

英国皇家植物园

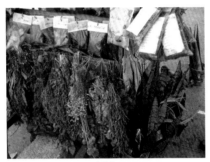

巴西

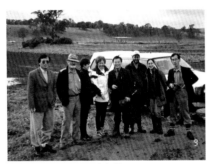

澳大利亚

对于传统医药一直采取比较宽松的政策，包括中医药的高等教育与中医师的执业。近现代英国在植物分类学方面贡献突出。坐落在伦敦西南郊外泰晤士河畔的英国皇家植物园（Royal Botanical Gardens, Kew）收集了世界各地750万份植物标本，品种涵盖世界植物种的90%，其图书馆馆藏的植物学参考书籍也是世界上最丰富的。英国皇家植物园以实物和文字两种形式科学地记录了世界各地的药用植物。

德国使用植物药较多，对药用植物的研究也比较深入。例如，报道药用植物和天然产物相关研究成果的学术期刊Planta Medica在1953年创刊时以德文发行，1993年起改为以英文发行以适应国际化的需要，该刊自2011年开始每年发行18期。

美国是个多元文化的国家，随着大批华人的移民，中医药在美国开始生根、成长、壮大。1971年美国总统尼克松访华后兴起了针灸热。传统植物药在美国的市场潜力巨大。美国政府在1991年成立了替代医学办公室（Office of Alternative Medicine），评估替代医学（例如中医）以及向公众发布相关的信息。经过几年的发展壮大，该办公室于1998年更名为补充和替代医学中心（National Center for Complementary and Alternative Medicine, NCCAM），是美国国立卫生研究院（National Institutes of Health, NIH）的重要组成部分。北美洲的自然地理位置优越，资源丰富。在美国和加拿大，西洋参有规模化的栽培，但主要供华人使用。在加拿大的中西部，从20世纪90年代就开始实施了紫锥菊的规范化种植。

在南美洲，我望着巴西广袤的国土，丰富的未开垦的药用植物资源，曾感叹22世纪天然药物王国的美誉似应属于巴西。

澳洲人口仅有约2000万，而国土面积达769万平方公里（相当于中国国土面积的80%）。我曾提出建议，澳洲地广人稀，土质虽不肥沃，但栽培红花、薰衣草等菊科、唇形科的植物还是大有潜力的。可喜的是，目前，在澳洲的维多利亚省，药用植物的栽培已经立项，并取得进展。

三、东西方天然药物资源比较

迄今地球上分布有30万种高等植物。全世界有明确记录的药用植物大约有26000种。有数据表明，国际植物药的市场销售额美国约占29%，中国约占25%，德国约占18%，日本约占12%，法国约占10%，印度约占5%。

中国是天然药物的生产和消费大国。进入21世纪，回归大自然的热潮席卷全球，世界传统药物，特别是中药的使用量激增。但是，中国人均享有的自然资源却相对匮乏。我多次到中国内地进行考察，野生资源的减少、生态系统的破坏的确令人担忧。我也曾经到西藏进行植物资源考察，得出的结论还是应该尽量保护当地的药用植物资源。记得肖培根院士曾经给我讲过这样的故事：1961年，他到西藏时，一盒无论甚么牌子的香烟便可换取当地牧民从山上采集的一包约1公斤的冬虫夏草。如今，1公斤的冬虫夏草在国际市场上已经卖到几十万港币，真是"物以稀为贵"呀。

我们可以做这样一个比较。俄罗斯、加拿大、美国、刚果以及南美洲、大洋洲的一些国家占有65.7%的世界森林资源，而人口仅占世界人口的14.5%。中国仅占有4%的世界森林资源，人口却占了世界人口的22%。

在不解决资源可持续利用的前提下盲目开发产品，将会成为历史的罪人。据统计，中国处于濒危状态的近3000种植物中，具有药用价值的约占60%～70%，列入中国珍稀濒危保护植物名录的药用植物达168种。中医药的对外交流，资源互换也应当是重点之一。特别是一些主要用于提取活性成分的药用植物，可以考虑在国外进行种植。中国在面向世界传播中医药知识的同时，也应考虑因地制宜地引进利用国外的药用植物资源。

四、自古中药有外来

张骞通西域、郑和下西洋、马可波罗（Macro Polo）的中国之旅打开了东西方之间的贸易大门，交流的物品有丝绸、瓷器、樟脑、肉豆蔻、高良姜、生姜、肉桂、丁香等。

大唐盛世，中国对外交流频繁。翻开《新修本草》，我们可以见到不少外来药，其中有来自印度的丁香、胡椒；来自大食国（今小亚细亚地区）的石榴、乳香、玛瑙；来自波斯（今伊朗）的茉莉、青黛；来自大秦国（原罗马帝国）的素馨、郁金；来自西域的仙茅、芥子、马钱子；来自南洋的木香、槟榔等。唐代李珣，祖籍波斯，生于四川，其家以经营香药为主业，著有《海药本草》，收药124种，其中介绍了一些经过海舶，自外国输入的药物，如阿魏、肉豆蔻、茅香、迷迭香、丁香、降真香、龙脑香、没药、安息香、胡椒、苏木、白茅香、沉香、郁金等。鉴真和尚6次东渡扶桑，现仍完整保存于日本奈良正仓院的21箱60种药材中，有麝香、犀角、龙骨、人参、肉苁蓉、大黄、甘草、芒硝等，这些药材已成为千余年来中日医药文化交流的历史见证。

金鸡纳为茜草科植物，原产于南美洲的秘鲁、智利等地。1693年，金鸡纳传到中国，康熙皇帝本人曾用其治疗过疟疾，并把该药介绍给《红楼梦》作者曹雪芹的祖父曹寅，治好了曹寅所患的疟疾。我们现今日常衣食中谁也离不开外来植物，如粮食中的玉米、番薯、马铃薯；水果中的西瓜、葡萄、胡桃、番石榴、番木瓜；蔬菜中的大蒜、胡萝卜、洋白菜、洋葱、西红柿、芦笋、花椰菜、西芹、荷兰豆、芫荽、西洋菜；农副产品中的棉花、烟草、胡椒、胡麻。从字面上看，含"西、胡、番、洋"等的舶来品比比皆是。"你中有我、我中有你"，经济的全球化与贸易的国际化，使得自给自足的年代已成为过去。

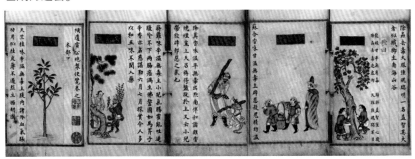

古本草记载外来药

五、西方也有悠久的植物药使用历史

西方国家同样也有着悠久丰富的植物药用历史。在伊拉克一座有6万年历史的古墓中，挖掘发现8种药用植物，其中包括麻黄。

展开历史的画卷，我们可以清楚地看到天然药物发展的历程：

在公元前约1500年的古埃及，"爱柏氏纸草记事"（The Eber Papyrus）中，就记载有芦荟、阿片、薄荷、桂皮、番红花、没药、蓖麻、大蒜等30余种植物药。

公元前5世纪的希腊医学之父希波克拉底（Hippocrates，公元前460—377年）在其著作《希波克拉底文集》中，提出疾病是自然产生的现象，应当给患者服用药物，而不应使用巫术。该书收载约400种植物药，如桂皮、龙胆、大黄等；并将医学分为药疗、食疗与香疗三大体系。大约相当于中国《黄帝内经》成书的年代。

公元40~90年，有"西方医学之父"之称的希腊医生迪奥斯科理德（Pedanius Dioscorides）所著的《药物学》（De Materia Medica）中，记载了500种以上的植物药，其中有很多现今依然很常用，如鸦片、麦角、桂皮、欧洲刺柏、芍药、牛蒡等。此书在欧洲植物学与药学方面的重要影响一直持续到公元17世纪。该书也是已知世界上第一本附有彩色插图的草药著作。

公元1世纪，古罗马药学家普林尼（Pliny）编纂的《博物志》中，收载了约1000种药用植物。

公元131~200年，古罗马皇帝的御医盖伦（Claudius Galenus）著书20部，总结了古罗马的医药体系，记述了约540种植物药、180种动物药和100种矿物药。由他倡导使用的植物浸膏制剂，至今仍被称为盖伦制剂（Galenical pharmaceuticals），以区别于合成制剂。大约相当于中国东汉的张仲景时代。

此后，直到18世纪，西方的药物学知识主要集中在对天然动物药、植物药、矿物药的认识与积累阶段。进入19世纪，天然药物王国出现了几个亮点：

1804年，德国人从罂粟中分离得到吗啡。

1820年，法国人从金鸡纳中分离得到奎宁。

1838年，水杨酸即"阿斯匹林"的前身被从白柳皮中分离出来。阿斯匹林的发现与印第安人发现柳树皮和叶具有解热镇痛的功效有关。

1887年日本的长井长义首先从麻黄中纯制出其主要有效成分麻黄素，名震一时，成为日本现代药学的奠基人。1923年中国学者陈克恢从麻黄中分离出左旋麻黄碱。

从以上天然药物发现与发展的历史可以看出，整个西方国家在第二次世界大战之前，几乎还完全依赖植物治疗各种疾病。在第一次世界大战期间，英国军队就用稀释后的大蒜汁涂抹在代替棉花作敷料的泥炭藓上制成急救包，用来包扎伤口，有效地避免了感染。时至今日，依然有25%的西药、生化药品是直接或间接来源于药用植物，即从药用植物中提取有效成分直接应用，或者再经过结构改造成为新的有生理活性的化合物。

六、西草药的迅速发展

1928年，青霉素被发现，1943年开始大规模生产。抗生素的出现带来医药革命，促进了化学合成药物的迅猛发展，包括酊剂和植物药提取物制剂的应用却持续下降。许多植物药的活性成分还不清楚，人们甚至怀疑某些植物药根本不含活性成分。随着西方医疗体系的立法，没有执照者不可非法行医。一时间，植物药少有人问津了。特别在20世纪七八十年代之后，在西方的医药学院，药学研究多转向天然药物化学或者合成药物，与植物药密切相关的生药学课程也名存实亡。

第二次世界大战以来，转瞬之间70多年过去了，合成药物的弊端逐渐显现出来，其不可忽视的副作用和对某些疾病的束手无策开始困扰着人类。人们开始反思，回归自然的呼声日渐高涨，传统的植物药再次受到青睐。

现今在西方的药店与超级市场中，均可见到适用于咳嗽、感冒、消化不良、失眠等不同症状的各种保健食品与食品补充剂，其组成主要是植物药。

过去20年，是西草药迅速发展的20年。这一结论可以从以下4个方面看出：

1. 西方植物药市场销售额逐年上升　据统计，现今天然药物的市场需求量超过600亿美元，并且每年以7%的速度增加。预计到2050年，市场需求将达到5万亿美元。

2. 植物药相关法规陆续出台　欧盟现有28个成员国，在世界传统医药国家具有举足轻重的地位，是世界上最大的植物药市场，年销售额上百亿欧元，占世界植物药市场份额的40%以上。2004年欧盟出台《传统草药制品管理指令》（ Directive 2004/24 EC ），规定所有植物药生产企业必须在2011

年4月30日前完成简易注册，否则其产品不允许在欧盟境内销售使用。《欧洲药典》1969年版开始收载植物药，到1981年仅收录14种，2001年为84种，如今，最新版的《欧洲药典》已收录178个植物药（其中包括20味常用中药）和80个植物药的制剂。《美国药典/国家处方集》（U.S. Pharmacopoeia/National Formulary, USP/NF）是国际上130多个国家与地区广为接受的法定药品标准，它包含关于药物、剂型、原料药、辅料、医疗器械和食物补充剂（dietary supplements）的标准。2009年5月1日起开始生效的《美国药典/国家处方集》（USP32/NF27）正文收载了儿茶、颠茄叶、安息香、洋地黄、没药、阿片、车前子、鬼臼、蛇根木、红花油、番泻叶、番泻实、苏合香等植物药，并单独列出一章食物补充剂专论，收录了母菊、穗花牡荆、红车轴草、紫锥菊、刺五加、小白菊、银杏、西洋参、人参、北美黄连、甘草、水飞蓟、贯叶金丝桃、锯叶棕、缬草等植物药。

3.政府资助逐年上升　　以美国NIH的资助为代表，替代/补充医学获得的财政预算明显大幅度增加。从1992年的200万美元，已经增加到了2005年的一亿两千万美元，增长了约60倍。但拿到此项资助者，多为西方植物药研究者。

4.研究论文大幅度增加　　我们对过去20年中常用的30种西草药与30种常用中药的研究论文在发表数量上进行了比较。可以看出，有关西草药的研究论文大幅度领先。研究论文是研究力度的重要指针，中药的研究应当加强使用国际学术界认可的语言，在国际杂志上发表高水准的论文，以便于中医药在世界范围内的传播与竞争。

七、让中国了解世界、让世界了解中国

医药产业是21世纪的朝阳产业，植物药是该产业的一支生力军，这一点似乎为众人所认同。近年来，中国的医药企业、医疗产品以及从业人员的数量都在大幅增加，而信息交流的滞后严重影响着政府的决策和中医药发展的整体进程。应当看到资讯也可转化为生产力，资讯也是重要的生产力。

有鉴于此，我与萧培根院士共同组织编纂的《当代药用植物典》从2006开始先后以中、英文双语陆续出版，主要目的是让世界了解中国的药用植物，也要让国人了解世界的植物药。全书共分四册：东方篇两册、西方篇及岭南篇各一册。中文版2008年被内地出版界权威评选为第七届（2007年度）22种

"引进版科技类优秀图书"之一，是这类优秀图书著作中唯一的中国香港作品。2010年获得中国图书最高奖——政府出版奖。《百药西来》便是《当代药用植物典》西方篇的浓缩与精华。

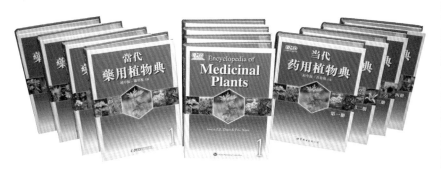

《当代药用植物典》

八、他山之石，可以攻玉

　　埃及与希腊等西方文化古国的医药知识，与古代中国传统中医药交相呼应。在汉代至清代，中医药学居于国际领先地位，其特点在于中医理论体系、复方用药和中药炮制。伴随着东学西传，西学东渐，世界民族医药知识也相互交往，相互渗透。1940年后，抗生素出现带来的医药革命，促进了化学药品的发展，占据了当今医药体系中的主流地位。1980年后，随着回归自然在全球范围的兴起，西草药的研究开发再次蓬勃发展。

　　"同中有异，异中有同"。东西方植物药均有悠久的使用历史，有着共同的生理活性物质基础和共同的医疗保健使命，也接受着共同的挑战，因而更容易相互借鉴与沟通。"海纳百川，有容乃大。"让我们以更加开阔的视野，博大的胸怀，将世界传统医药的宝贵经验与丰富资源相容并蓄。超越时空的东西文化的冲撞与融合，必将对东西方植物药的发展起到巨大的推动作用。

各论

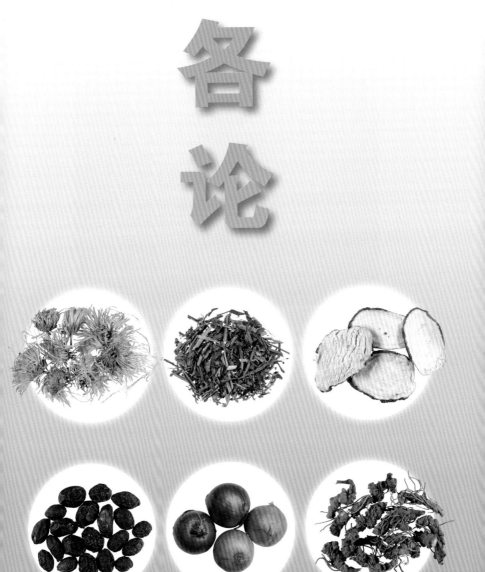

丁香
Dingxiang

英文名 Clove tree
学　名 *Eugenia caryophyllata* Thunb.

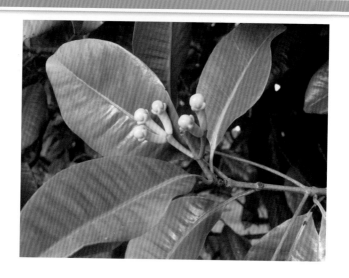

来　源　桃金娘科（Myrtaceae）植物丁香 *Eugenia caryophyllata* Thunb.，
其干燥花蕾入药，中药名：丁香；其干燥花蕾水蒸气蒸馏得到的挥发油，
中药名：丁香油；其干燥近成熟果实入药，中药名：母丁香。

产　地　蒲桃属（*Eugenia*）植物全世界约有500种，主要分布于亚洲热
带地区，少数种分布大洋洲和非洲。中国约有70余种，现供药用者约12
种。本种在中国海南、广西、云南等地有少量引种栽培；原产于印度尼
西亚，现坦桑尼亚、马达加斯加、巴西及其他热带地区也有栽培。

评注

　　丁香的经济价值颇高，是卫生部规定的药食同源品种之一。除丁香的花蕾供药用
和食用香料外，叶亦用于提取丁香叶油。
　　丁香在中国有悠久的使用历史。丁香多个部位均可供药用，除花蕾和果实外，丁

药用历史 "丁香"药用之名，始载于《药性论》。历代本草多有收录，古今药用品种一致。《中国药典》(2015年版)收载本种为中药丁香和母丁香的法定原植物来源种。主产于马来西亚、印度尼西亚及东非沿海国家。

疗 效 药理研究表明，丁香具有抗病原微生物、杀螨、灭虱、胰岛素样作用、抗氧化、抗肿瘤、抗胃溃疡、镇痛等作用。中医理论认为丁香具有温中降逆，温肾助阳的功效；丁香油具有暖胃，降逆，温肾，止痛的功效；母丁香具有温中散寒，理气止痛的功效。

有效成分 丁香主要含挥发油和鞣花鞣质类等成分。《中国药典》采用气相色谱法测定，规定丁香中丁香酚含量不得少于11%；采用高效液相色谱法测定，规定母丁香中丁香酚含量不得少于0.65%，以控制药材质量。

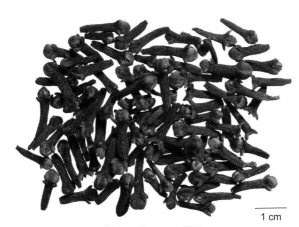

1 cm

药材：丁香 Caryophylli Flos

香树皮有散寒理气，止痛止泻的功效；丁香树枝（丁香枝）有理气散寒，温中止泻的功效；丁香根有清热解毒的功效。

三色堇
Sansejin

英文名 Pansy
学 名 *Viola tricolor* L.

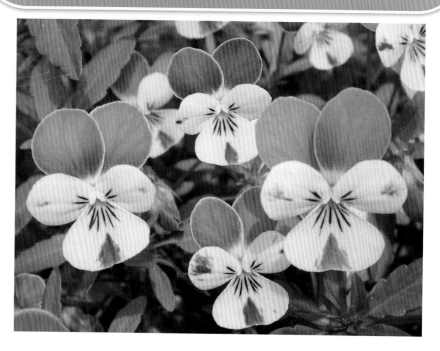

来　源　堇菜科（Violaceae）植物三色堇 *Viola tricolor* L.，其干燥开花地上部分入药。药用名：三色堇。

评注

　　中国堇菜属植物入药者很多，如紫花地丁 *Viola philippica* Cav. 等，而三色堇的栽培历史不长，不是传统用药。三色堇自20世纪20年代初从英国、美国引种到中国以来，到60年代品种严重退化，因不结种子，每年仍需从国外进口种子。

产　地　　堇菜属（*Viola*）植物全世界有500多种，广布于温带、热带及亚热带；主要分布于北半球的温带。中国约有111种，南北各省区均有分布，大多数种分布在西南地区，本属现供药用者约27种。本种原产于欧亚大陆温带地区，分布于爱尔兰、地中海到印度一带，中国各地多有栽培作为观赏花卉。

药用历史　　公元前4世纪时，三色堇在欧洲被人们发现，逐渐成为花园常见的观赏植物。三色堇作为治疗呼吸道疾病的药物历史悠久，古老的民间医学还认为三色堇有促进代谢的作用，可清洁血液系统。《英国药典》（2002年版）和《欧洲药典》（第5版）收载本种为三色堇的法定原植物来源种。主产于中欧、荷兰和法国。

疗　效　　药理研究表明，三色堇具有祛痰、抗菌、抗氧化、抗肿瘤等作用。民间经验认为三色堇具有祛痰和治疗皮肤病的功效；中医理论认为三色堇具有清热解毒，止咳的功效。

有效成分　　三色堇主要含黄酮类、类胡萝卜素类、花色素类成分。《英国药典》采用紫外分光光度法测定，规定三色堇中总黄酮类成分以三色堇黄苷计不得少于1.5%，以控制药材质量。

　　自20世纪70年代以来，国际化妆品科学界掀起了崇尚"绿色回归"的新潮，三色堇同其他绿色植物一样在美国、中东、西欧等国家单用或与其他植物合用以制作化妆品。

大果越橘
Daguoyueju

英文名 Cranberry
学　名 *Vaccinium macrocarpon* Ait.

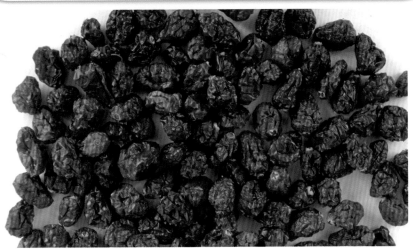

药材：大果越橘 Vaccinium Macrocarpon Fructus

来　源　杜鹃花科（Ericaceae）植物大果越橘 *Vaccinium macrocarpon* Ait.，其成熟浆果入药。药用名：大果越橘。

产　地　越橘属（*Vaccinium*）植物全世界约450种，分布于北半球温带、亚热带，美洲和亚洲的热带山区，少数产于非洲南部、马达加斯加岛，但非洲热带高山和热带低地不产。中国约有91种、24变种、2亚种，本属现供药用者约十种。本种原产于北美东部和亚洲北部，多分布于酸性土壤、湿地和沼泽地中，在美国东部有大面积栽培。

评注
　　《美国药典》还收载同属植物红莓苔子 *Vaccinium oxycoccos* L. 为大果越橘汁的法定原植物来源种。

18

药用历史 公元18世纪中期，德国医生发现人食用大果越橘后，尿液中可检测到大量的抑菌成分苯甲酰甘氨酸，对泌尿系统疾病有良好的治疗效果。欧洲东部一直将大果越桔作为抗肿瘤和退烧药物使用。此外，大果越橘还是传统的果酱和蜜饯原料。《美国药典》(第28版)收载本种为大果越橘汁的法定原植物来源种之一。主产于美国。

疗 效 药理研究表明，大果越橘具有预防结石形成、抑制细菌吸附、抗肿瘤和抗氧化等作用。民间经验认为大果越橘具有抗尿道感染的功效。

有效成分 大果越橘主要活性成分为黄酮类和儿茶素类物质。《美国药典》采用高效液相色谱法测定，规定大果越橘汁中奎宁酸和柠檬酸的含量均不得少于0.90%，苹果酸的含量不得少于0.70%，以控制药材质量。

　　大果越橘抗菌的机理与抗生素不同，主要为抑制细菌对机体的吸附作用，能降低广泛使用抗生素带来的耐药性。

小白菊
Xiaobaiju

英文名 Feverfew
学　名 *Tanacetum parthenium* (L.) Schultz Bip.

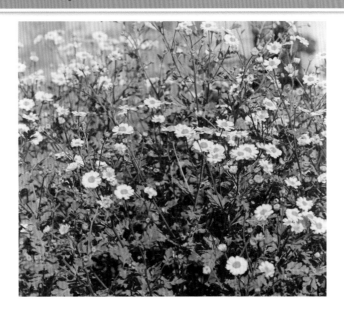

来　源　菊科（Asteraceae）植物小白菊 *Tanacetum parthenium* (L.) Schultz Bip.，其干燥地上部分入药。药用名：小白菊。

产　地　菊蒿属（*Tanacetum*）植物全世界约50种，分布于北半球热带地区。中国约有7种，大部分集中分布于新疆。本种原生长于欧洲的东南部，今广泛分布于欧洲、澳洲和北美洲。

评注

　　《中国药典》（2015年版）收载菊科菊属植物菊 *Chrysanthemum morifolium* Ramat. 为中药菊花的法定原植物来源种，收载野菊 *C. indicum* L. 为中药野菊花的法定原植物来源种。菊花具有散风清热，平肝明目之功效；主治风热感冒，头痛眩晕，目赤肿痛，

药用历史　多年来，西方传统草药医生用小白菊治疗发烧、头痛和妇科疾病。在过去20年，小白菊又被用于偏头痛的预防和风湿性关节炎的治疗。《欧洲药典》（第5版）、《英国药典》（2002年版）和《美国药典》（第28版）收载本种为小白菊的法定原植物来源种。野生小白菊主产于欧洲大陆地区；家种小白菊主产于英国。

疗　效　药理研究表明，小白菊具有抗炎、抗肿瘤、抗氧化等作用。民间经验认为小白菊具有治疗偏头痛、关节炎和风湿病的功效。

有效成分　小白菊主要含倍半萜内酯类、黄酮类、挥发油等成分。《欧洲药典》《英国药典》和《美国药典》采用高效液相色谱法测定，规定小白菊中小白菊内酯的含量不得少于0.20%，以控制药材质量。

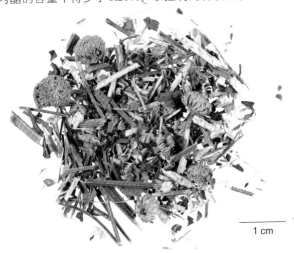

1 cm

药材：小白菊 Tanaceti Parthenii Herba

眼目昏花。野菊花具有清热解毒之功效；主治疔疮痈肿，目赤肿痛，头痛眩晕。小白菊的药用部位和临床功效与菊花、野菊花有较大区别。

小豆蔻
Xiaodoukou

英文名 Cardamom
学 名 *Elettaria cardamomum* Maton
var. *minuscula* Burkill

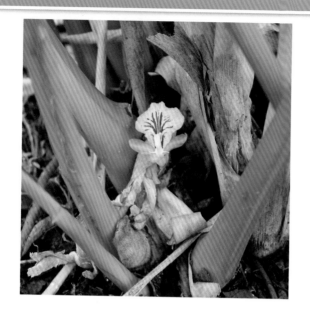

来　源　姜科（Zingiberaceae）植物小豆蔻 *Elettaria cardamomum* Maton var. *minuscula* Burkill，其干燥近成熟果实入药。药用名：小豆蔻。

产　地　小豆蔻属（*Elettaria*）植物全世界约有3种。本种原产于印度南部和斯里兰卡，在东南亚和危地马拉热带地区有栽培。

评注

　　以"豆蔻"冠名的植物药来源较多，《中国药典》（2015年版）就收载肉豆蔻科植物肉豆蔻 *Myristica fragrans* Houtt. 的干燥种仁为中药肉豆蔻；姜科植物大高良姜 *Alpinia galanga* (L.) Willd. 的干燥成熟果实为中药红豆蔻；姜科植物白豆蔻 *Amomum kravanh*

药用历史 小豆蔻最初产于印度南部，在很久以前就传入阿拉伯半岛，是阿拉伯咖啡中必不可少的原料。公元前4世纪，小豆蔻作为调味品和药品在希腊应用较广。小豆蔻为较昂贵的香料，除作调味品外，还大量用作植物药。《英国药典》(2002 年版)、《美国药典》(第 28 版) 及《日本药局方》(第 16 版) 均收载本种为小豆蔻的法定原植物来源种。主产于斯里兰卡、印度南部和危地马拉。

疗　效 药理研究表明，小豆蔻具有抗菌、抗氧化、保护肠胃、抗肿瘤、抗血小板聚集等作用。民间经验认为小豆蔻有祛风、健胃的功效。

有效成分 小豆蔻主要含挥发油类成分。《英国药典》采用水蒸气蒸馏法测定，规定小豆蔻中挥发油的含量不得少于4.0%(v/w)，以控制药材质量。

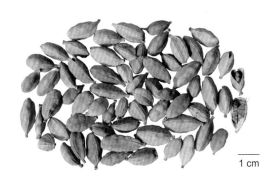

药材：小豆蔻 Cardamomi Fructus

1 cm

Pierrc cx Gagnep. 或爪哇白豆蔻 *A. compactum* Soland ex Maton 的干燥成熟果实为中药豆蔻；姜科植物草豆蔻 *Alpinia katsumadai* Hayata 的干燥近成熟种子为中药草豆蔻使用，使用时应避免混淆。

心叶椴
Xinyeduan

英文名 Linden
学　名 *Tilia cordata* Mill.

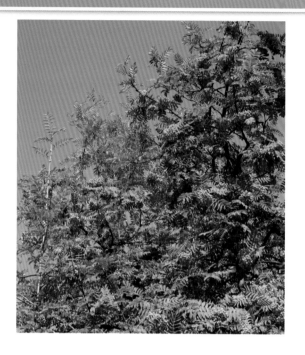

来　源　椴树科（Tiliaceae）植物心叶椴 *Tilia cordata* Mill. 其干燥花序入药。药用名：椴树花。

产　地　椴树属（*Tilia*）植物全世界约80种，主要分布于亚热带和北温带。中国有32种，多分布于黄河以南、五岭以北的广大亚热带地区，本属现供药用者约有6种、2变种。本种原产于欧洲，在中国华北、东北等地以及北美洲的一些国家有引种栽培。

评注
　　除花序部分外，心叶椴的叶、树皮和木部炭制亦可入药。《欧洲药典》和《英国药典》还收载同属植物阔叶椴 *Tilia platyphyllos* Scop.、欧洲椴 *T. x vulgaris* Hayne 为

药用历史 椴树花传统用于镇静、抗焦虑，缓解焦虑引起的消化不良、心悸和呕吐。从中世纪开始，椴树花主要作为解表药，促进排汗。《欧洲药典》(第5版)和《英国药典》(2002年版)收载本种为椴树花的法定原植物来源种。主产于东欧、土耳其和中国。

疗　效 药理研究表明，心叶椴具有解痉、镇痛、抗炎、抗肿瘤、保护肝脏等作用。民间经验认为椴树花具有解痉、解表、镇静、抗焦虑的功效。

有效成分 心叶椴主要含黄酮类、挥发油和有机酸类成分。《欧洲药典》和《英国药典》采用薄层色谱法鉴别，以控制药材质量。

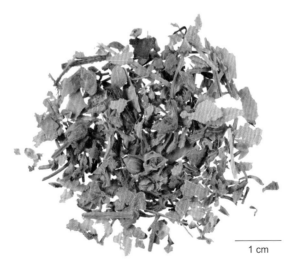

1 cm

药材：心叶椴 Tiliae Flos

椴树花的法定原植物来源种。在中国，同属植物紫椴 *T. amurensis* Rupr.、南京椴 *T. miqueliana* Maxim. 的干燥花与以上欧洲品种功效相近。

月见草
Yuejiancao

英文名 Evening primrose
学　名 *Oenothera biennis* L.

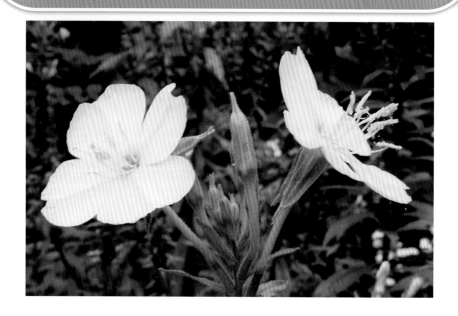

来　源　柳叶菜科（Onagraceae）植物月见草 *Oenothera biennis* L.，其成熟种子提取所得脂肪油入药。药用名：月见草油。

产　地　月见草属 (*Oenothera*) 植物全世界约有119种，分布于北美洲、南美洲及中美洲温带至亚热带地区。中国约有20种，本属现供药用者约4种。本种原产北美，引入欧洲后，迅速传播至世界温带与亚热带地区。中国东北、华北、华东和西南地区均有栽培并逸为野生，常成大片群生。

评注
　　《欧洲药典》还收载同属植物普通月见草 *Oenothera lamarkiana* L. 为月见草油的法定原植物来源种。同属植物黄花月见草 *O. glazioviana* Mich.，也是中药月见草油的植物来源种。
　　月见草的根具有祛风湿，强筋骨的功效；主治风寒湿痹，筋骨酸软。

药用历史 早在公元7世纪，美洲印第安人就用月见草治疗疾病。17世纪时，月见草传入欧洲，用于外伤、镇痛、止咳，成为"王室御药"。1917年，德国化学家对月见草进行了分析研究，发现其含有 γ-亚麻酸。1986年中国以月见草胶囊的形式将其作为降血脂药物应用于临床。1988年英国批准月见草油胶囊用于治疗特应性湿疹，1990年又批准用于治疗妇女乳腺痛。《欧洲药典》(第5版) 收载本种为月见草油的法定原植物来源种。主产于南、北美洲温带地区，中国东北的东部与南部亦产。

疗 效 药理研究表明，月见草油具有抗高血脂、抗动脉粥样硬化、抗高血压、抗炎、抗肿瘤、减肥等作用。民间经验认为月见草油具有抗高血脂、抗动脉粥样硬化的功效。

有效成分 月见草主要有效成分为不饱和脂肪酸类，以及少量儿茶素类、酚酸类、固醇类、三萜类、黄酮类等成分。《欧洲药典》以酸价、过氧化值和脂肪酸的组成等为指标，控制精制月见草油质量。

　　月见草油及γ-亚麻酸在营养学方面被誉为"20世纪功能性食品的主角"，海内外市场需求量逐渐增大。中国近10年已在东北地区进行了大面积的人工栽培。经过培育研究证实，柔毛月见草是含γ-亚麻酸最高的品种，而且具有亩产高、用肥少、无病虫害等特点，适宜于中国东北、华北、西北各地的生态条件，适合在劣质土地上种植。

木犀榄
Muxilan

英文名 Olive
学　名 *Olea europaea* L.

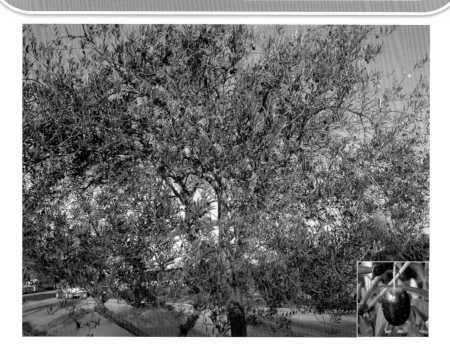

来　源　木犀科（Oleaceae）植物木犀榄 *Olea europaea* L.，其成熟果实榨取的脂肪油入药。药用名：橄榄油。

评注

　　橄榄油颜色呈黄绿色，气味清香，是地中海沿岸的传统食用油。由于橄榄油营养成分丰富、医疗保健功能突出而被公认为绿色保健食用油，素有"液体黄金"的美誉。《欧洲药典》和《英国药典》收载有两种等级的橄榄油，初榨橄榄油（Virgin olive oil）和精炼橄榄油（Refined olive oil），根据加工方法的不同加以区分，二者无论是在

产　地　木犀榄属（*Olea*）植物全世界约有40种，分布于亚洲南部、大洋洲、南太平洋岛屿以及热带非洲和地中海地区。中国约有15种、1亚种、1变种，本属现供药用者约有4种。本种可能原产于小亚细亚，后广栽于地中海地区，现全球亚热带地区多有栽培；中国早已引种，现在长江流域以南地区有栽培。

药用历史　木犀榄在公元前17世纪已为埃及人药用，而后很快传入西班牙。目前橄榄油广泛用于药品、食品和日用化工用品中。在中国，木犀榄以"齐墩果"药用之名，始载于《本草纲目》，古今药用品种一致。《欧洲药典》（第5版）、《英国药典》（2002年版）和《美国药典》（第28版）收载本种为橄榄油的法定原植物来源种。主产于意大利、西班牙、法国、希腊、突尼斯等，中国长江流域以南各省亦产。

疗　效　药理研究表明，木犀榄果实的脂肪油和叶具有抗氧化、降血压、降血脂、降血糖、抗微生物等作用。民间经验认为橄榄油具有促进胆囊收缩和保护心血管等功效；中医理论认为橄榄油具有润肠通便，解毒敛疮的功效。

有效成分　木犀榄含脂肪酸类、固醇类、裂环环烯醚萜苷类、苯乙醇苷类和三萜类成分等。其中脂肪酸类和固醇类为指标性成分。《欧洲药典》《英国药典》和《美国药典》通过控制脂肪酸和固醇类成分的含量控制药材质量。

价格、营养成分及使用方法上都有区别。初榨橄榄油是直接用新鲜的木犀榄果实采取机械冷榨的方法榨取，经过滤等处理除去异物后得到的油汁，加工过程中完全不经化学处理；精炼橄榄油经过脱色、除味等提炼过程后，其酸性值一般可降低到0.5以下。以初榨橄榄油质量最佳。

毛地黄
Maodihuang

英文名 Digitalis
学　名 *Digitalis purpurea* L.

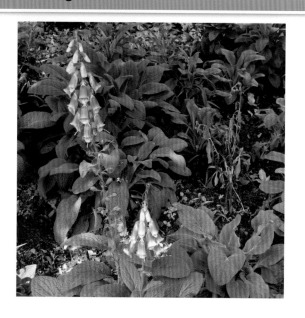

来　源　玄参科（Scrophulariaceae）植物毛地黄 *Digitalis purpurea* L.，其干燥叶入药。药用名：洋地黄叶。

产　地　毛地黄属（*Digitalis*）全世界约25种，分布于欧洲和亚洲的中部与西部。中国栽培有2种，均可供药用。本种原产于欧洲，后被引种栽培到东方和美洲大陆各地，中国各地多有栽培。

评注

除了叶外，毛地黄的干燥成熟种子也入药。

同属植物毛花毛地黄 *Digitalis lantana* Ehrh. 的干燥叶也作中药洋地黄使用。

洋地黄是治疗心衰常用的有效药物，由于心衰患者往往伴有多脏器功能减退，对

药用历史 1785年英国医师威瑟林（William Withering）首次报道洋地黄可用于水肿的治疗。1874年，德国药物学家施密迪勃格（Oswald Schmiedeberg）从毛地黄中提取出了强心的有效成分——强心苷类。20世纪20年代后发展为治疗慢性心力衰竭的主要药物。近代医学临床上常用的强心苷仍是从本种植物提取获得。《欧洲药典》(第5版)、《英国药典》(2002年版)和《美国药典》(第28版)收载本种为洋地黄叶的法定原植物来源种。主产于欧洲、亚洲和美洲各地。

疗　效 药理研究表明，毛地黄具有强心、利尿、抗肿瘤、保护肝脏、抗病毒等作用。

有效成分 毛地黄主要含洋地黄强心苷及洋地黄毒糖等成分。《英国药典》和《欧洲药典》采用紫外分光光度法测定，规定洋地黄叶中强心苷含量以洋地黄毒苷计不得少于0.30%；《美国药典》采用洋地黄生物检定法测定，规定每100mg洋地黄叶的效价不得少于1个美国药典洋地黄单位，以控制药材质量。

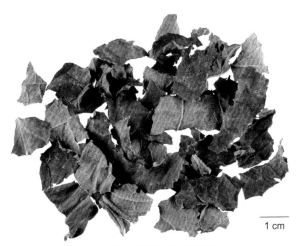

1 cm

药材：毛地黄 Digitalis Folium

洋地黄类药物非常敏感，加上其安全范围小，治疗量与中毒量接近，通常其治疗量为中毒量的60%，而中毒时的剂量已为最小致死量的40%～50%，常发生中毒现象。使用时应予特别注意。

毛蕊花
Maoruihua

英文名 Mullein
学 名 *Verbascum thapsus* L.

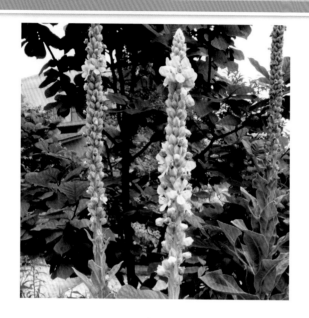

来　源　玄参科（Scrophulariaceae）植物毛蕊花 *Verbascum thapsus* L.，其干燥花入药。药用名：毛蕊花。

产　地　毛蕊花属（*Verbascum*）植物全世界约300种，主要分布于欧、亚温带地区。中国有6种，本属现供药用者1种。本种原产于欧洲、北非、埃及、埃塞俄比亚、以及亚洲温带地区至喜马拉雅山脉，广布于北半球，在中国新疆、西藏、云南、四川等地也有分布。

评注
　　除花外，毛蕊花的干燥根、叶也可入药。《欧洲药典》和《英国药典》还收载同种植物毛蕊花 *Verbascum densiflorum* Bertol. 等为毛蕊花的法定原植物来源种。

药用历史 从中世纪起，毛蕊花就用于人肺病、家畜皮肤病的治疗。公元19世纪时，毛蕊花在欧洲、英国和美国用于肺结核以及呼吸道、泌尿道和耳道炎症的治疗。目前，毛蕊花仍然用于治疗慢性中耳炎、耳湿疹。《欧洲药典》(第5版)和《英国药典》(2002年版)均收载本种为毛蕊花的法定原植物来源种之一。主产于保加利亚、捷克、斯洛伐克、埃及。

疗　效 药理研究表明，毛蕊花具有抗病毒、抗菌、降血脂、泻下等作用。民间经验认为毛蕊花具有祛痰的功效。中医理论认为毛蕊花的全草具有清热解毒，止血散瘀的功效。

有效成分 毛蕊花主要含环烯醚萜苷类、黄酮类和三萜皂苷类成分。《英国草药典》规定毛蕊花叶水溶性浸出物含量不得少于20%，以控制药材质量。

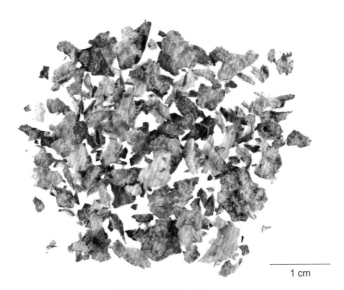

1 cm

药材：毛蕊花 Verbasci Flos

同属植物毛瓣毛蕊花 *V. blattaria* L.、东方毛蕊花 *V. chaixii* Vill. subsp. *orientale* Hayek、紫毛蕊花 *V. phoeniceum* L.等5个种在中国也有分布，但未见其药用研究报道。

水飞蓟
Shuifeiji

英文名 Milk thistle
学 名 *Silybum marianum* (L.) Gaertn.

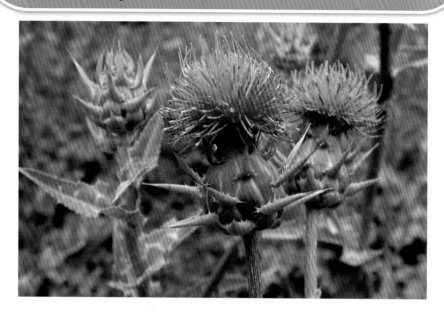

来　源　菊科（Compositate）植物水飞蓟 *Silybum marianum* (L.) Gaertn.，其干燥成熟果实或种子入药。药用名：水飞蓟。

产　地　水飞蓟属（*Silybum*）植物全世界仅2种，分布于中欧、南欧、地中海地区及俄罗斯中亚地区。中国有1种，即为本种，为引种栽培，可供药用。本种分布于欧洲、地中海地区、北非及亚洲中部；中国华北、西北地方有引种栽培。

评注
　　水飞蓟果实除了含水飞蓟素等黄酮木脂素类成分外，还含水飞蓟油，油脂中富含蛋白质、氨基酸、脂肪、不饱和脂肪酸、维生素和微量元素等，其亚油酸和亚麻酸有

药用历史 早在2000年前的古希腊时代，水飞蓟的叶已开始入药，多用于肝脏疾病的治疗。美国医生于19世纪末期至20世纪初开始将水飞蓟用来治疗肝、肾或脾肿大；德国则将其广泛用于各种慢性肝病的治疗，尤其是长期饮酒导致的脂肪肝。《中国药典》(2015年版)、《美国药典》(第28版)和《英国草药典》(1996年版)收载本种为水飞蓟的法定原植物来源种。主产于阿根廷、中国及罗马尼亚和匈牙利等国。

疗　效 药理研究表明，水飞蓟素具有保护肝细胞膜，改善肝功能的作用，能预防多种肝毒物质所致的肝损伤。民间经验认为水飞蓟具有保肝的功效；中医理论认为水飞蓟具有清热利湿、舒肝利胆的功效。

有效成分 水飞蓟果实及种子含有黄酮木脂素类物质，其主要成分统称为水飞蓟素。《美国药典》采用高效液相色谱法测定，规定水飞蓟素含量以水飞蓟宾计不得少于2.0%，以控制药材质量。

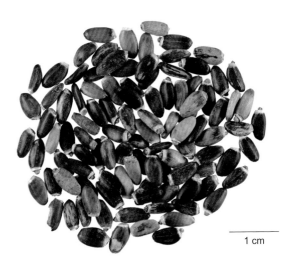

1 cm

药材：水飞蓟 Silybi Fructus

降血脂、抑制血栓和动脉粥样硬化形成的作用。水飞蓟油营养丰富、毒性低，可开发为食用油或心血管保健药物。

加拿大一枝黄花
Jianadayizhihuanghua

英文名 Goldenrod
学　名 *Solidago canadensis* L.

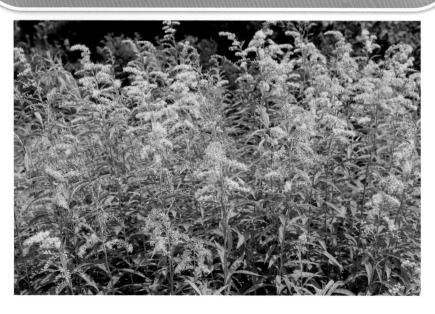

来　源　菊科（Asteraceae）植物加拿大一枝黄花 *Solidago canadensis* L.，其干燥地上部分入药。药用名：金棒草。

产　地　一枝黄花属（*Solidago*）植物全世界约有120种，主要集中于美洲。中国约4种，本属现供药用者约3种、1变种。本种原产于北美，在欧洲、亚洲也有分布；中国有引种栽培。

评注

《欧洲药典》和《英国药典》还收载同属植物巨大一枝黄花 *Solidago gigantea* Ait. 为金棒草的法定原植物来源种。

另外，同属植物毛果一枝黄花 *S. virgaurea* L. 被《英国草药典》（1996年版）收载为金棒草的法定原植物来源种，在《欧洲药典》则被独立收载为欧洲金棒草的法定原植物来源种。毛果一枝黄花具有抗炎、抗菌、利尿、抗肿瘤等多种药理活性；临床用于

药用历史 加拿大一枝黄花在欧洲作为泌尿系统抗炎药使用已有数百年的历史。《欧洲药典》(第5版)和《英国药典》(2002年版)收载本种为金棒草的法定原植物来源种。主产于北美洲。

疗　效 药理研究表明，加拿大一枝黄花具有利尿、抗炎、抗氧化、抗肿瘤、抗菌等作用。民间经验认为金棒草具有利尿、解痉、抗炎的功效。

有效成分 加拿大一枝黄花含有黄酮类、三萜皂苷类和挥发油等成分。《欧洲药典》和《美国药典》采用紫外分光光度法测定，规定金棒草中总黄酮含量以金丝桃苷计不得少于2.5%，以控制药材质量。

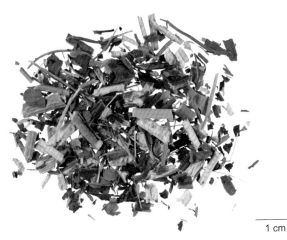

1 cm

药材：加拿大一枝黄花 Solidaginis Canadensis Herba

泌尿道感染、肾结石、膀胱结石，以及风湿、痛风、糖尿病、痔疮、前列腺肥大的治疗。毛果一枝黄花的全草或根也作中药新疆一枝黄花使用，具有疏风清热，解毒消肿的功效；主治风寒感冒，咽喉肿痛，肾炎，膀胱炎，痈肿疔毒，跌打损伤。

　　加拿大一枝黄花在中国列为林业检疫性有害生物。

北美黄连
Beimeihuanglian

英文名 Goldenseal
学　名 *Hydrastis canadensis* L.

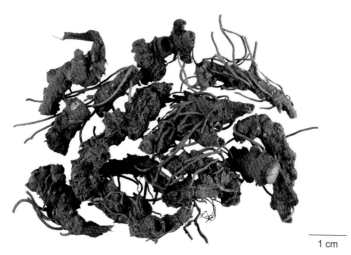

1 cm

药材：北美黄连 Hydrastis Rhizoma

来　源　毛茛科（Ranunculaceae）植物北美黄连 *Hydrastis canadensis* L.，其干燥根及根茎入药。药用名：北美黄连。

产　地　北美黄连属（*Hydrastis*）植物全世界有2种，分布于北美洲和亚洲。本属现供药用者1种。本种原产于北美东部，野生于潮湿的山地丛林中，现美国俄勒冈州和华盛顿州有栽培。

评注
　　北美黄连显著的抗菌作用使其制剂大受欢迎，但也因为过度的采收使野生北美黄连濒临灭绝的威胁。大力推广北美黄连人工栽培对保护这一古老的药用植物有着重大的现实意义。

药用历史 北美黄连先后两次被美国药典收录（1830年版，1860～1926年版），后来又被法国等13个国家药典相继收入。《欧洲药典》(第5版)、《英国草药典》(1996年版)和《美国药典》(第28版)收载本种为北美黄连的法定原植物来源种。主产于美洲东北部地区。

疗　效 药理研究表明，北美黄连具有抗菌、缓解平滑肌痉挛和增强免疫等作用。民间经验认为北美黄连具有抗炎等功效。

有效成分 北美黄连主要含有异喹啉生物碱类成分。《美国药典》采用高效液相色谱法测定，规定北美黄连中北美黄连碱的含量不得少于2.0%、小檗碱含量不得少于2.5%；《欧洲药典》采用高效液相色谱法测定，规定北美黄连中北美黄连碱的含量不得少于2.5%、小檗碱含量不得少于3.0%，以控制药材质量。

北美蓝升麻
Beimeilanshengma

英文名 Blue cohosh
学　名 *Caulophyllum thalictroides* (L.)
Michaux

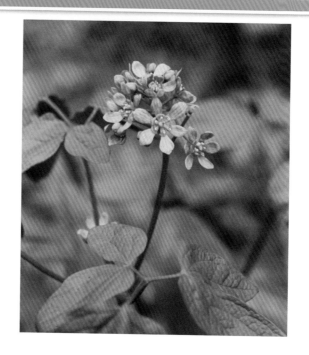

来　源　小檗科（Berberidaceae）植物北美蓝升麻 *Caulophyllum*
thalictroides (L.) Michaux，其干燥根及根茎入药。药用名：北美蓝升麻。

产　地　红毛七属（*Caulophyllum*）植物全世界有3种，分布于北美洲
及亚洲。中国有1种，供药用。本种分布于北美洲东部地区。

评注

　　同属植物红毛七 *Caulophyllum robustum* Maxim. 的根及根茎用作中药红毛七。红
毛七与北美蓝升麻具有相似的化学成分，具有活血散淤、祛风除湿和行气止痛的功效。
中医临床主治月经不调，痛经，产后血瘀腹痛，脘腹疼痛，跌打损伤和风湿痹痛。
　　北美蓝升麻中塔斯品碱具有强胚胎毒性，N-甲基金雀花碱和安那吉碱对胚胎具

药用历史 北美蓝升麻为印第安人的传统用药，自古以来作助产药使用。主产于北美洲东部的潮湿森林中，主要为野生。

疗效 药理研究表明，北美蓝升麻具有生物碱样活性、兴奋子宫和平滑肌、抗炎等作用。民间经验认为北美蓝升麻具有治疗风湿病、牙痛、月经过多、消化不良、胃痛、痉挛、泌尿系统功能失调、胆结石、发热的功效，同时也用于辅助分娩和滋补。

有效成分 北美蓝升麻主要含有生物碱和三萜皂苷类成分，且这两类成分常作为北美蓝升麻的指标性成分。

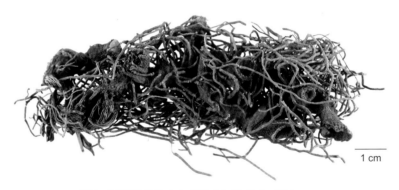

1 cm

药材：北美蓝升麻 Caulophylli Thalictroidis Radix et Rhizoma

有致畸作用；据报道有病人服用北美蓝升麻隳胎后发生中毒现象，出现心跳过速、发汗、腹痛、呕吐、肌肉无力和肌颤搐；也有因孕妇服用北美蓝升麻导致新生婴儿出现急性心肌梗塞、充血性心衰和休克的报道。

卡氏乳香树
Kashiruxiangshu

英文名 Frankincense tree
学　名 *Boswellia carterii* Birdw.

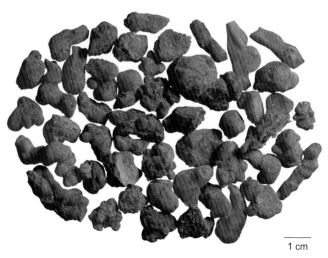

药材：乳香 Olibanum

来　源　橄榄科（Burseraceae）植物卡氏乳香树 *Boswellia carterii* Birdw.，其皮部渗出的油胶树脂入药。药用名：乳香。

产　地　乳香属（*Boswellia*）植物全世界约有24种，分布于非洲热带干旱地区，阿拉伯和印度大陆也有分布。本种分布于红海沿岸至利比亚、苏丹、土耳其等地。

评注

　　同属鲍达乳香树 *Boswellia bhaw-dajiana* Birdw. 和野乳香树 *B. neglecta* M. Moore 等多种植物皮部渗出的油胶树脂也作乳香药用。

　　乳香在古法文为 "franc encens"，意为 "无拘束的香料"，形容它在空气中能够持久地挥发。乳香一词在阿拉伯文称之为 "al-lubán"，意为 "奶"，因树脂从乳香木渗出时状似乳液。乳香在西方的宗教场合很常用，常用作香熏料祭拜神灵。人们常用乳香

药用历史　乳香于《圣经》和印度古医学著作 *Charaka* 中已有记载。在中国，"乳香"药用之名，始载于《名医别录》，历代本草多有著录。主产于索马里、埃塞俄比亚及阿拉伯半岛南部。

疗　效　药理研究表明，卡氏乳香树的油胶树脂具有降低血小板黏附、镇痛、抗溃疡、抗肿瘤、抗炎、抗菌、调节免疫等作用。民间经验认为乳香具有抗肿瘤、抗溃疡、止痢疾、止吐、退烧等功效。中医理论认为乳香具有活血行气，通经止痛，消肿生肌的功效。

有效成分　卡氏乳香树的油胶树脂主要含三萜类成分，其中乳香酸类成分为特征性成分，还含有挥发油。

燃烧产生的烟去熏衣物，以防虫蛀。将乳香作药材使用最广泛的是中医和印度阿育吠陀（Ayurvedic）医学，中医主要将其用于活血止痛，阿育吠陀医学主要将其用于关节炎的治疗。近年研究发现了乳香在抗肿瘤方面的作用，尤其是对各种白血病细胞有良好的分化诱导和致凋亡作用。

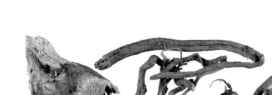

卡瓦胡椒
Kawahujiao

英文名 Kava kava
学　名 *Piper methysticum* G. Forst.

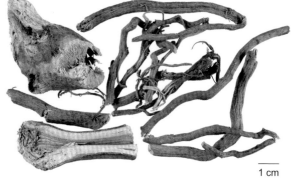

1 cm

药材：卡瓦 Piperis Methystici Rhizoma

来　源　胡椒科（Piperaceae）植物卡瓦胡椒 *Piper methysticum* G. Forst.，其干燥根茎入药。药用名：卡瓦。

产　地　胡椒属（*Piper*）植物全世界2000余种，分布于热带地区。中国约有60种、4变种，分布于从东南的台湾至西南部各省区，本属现供药用者约有21种、1变种。本种原产于斐济南海岛，主要分布于南太平洋岛国。

评注

　　继广防己和关木通导致肾毒案之后，卡瓦胡椒的安全性也遭受质疑。数10例肝毒性报告导致英国、德国、瑞士、法国、加拿大、澳洲等国家暂停销售卡瓦胡椒产品；FDA也通告消费者使用卡瓦胡椒产品具有潜在的肝脏严重损害风险。

药用历史 卡瓦胡椒在南太平洋岛国长久以来被用作庆典和镇静用饮料。公元18世纪时，被引入欧洲。作为传统药物，卡瓦胡椒用于治疗尿道感染、哮喘及局部麻醉，目前主要用于缓解焦虑和睡眠障碍。《英国草药典》(1996年版)收载本种为卡瓦的法定原植物来源种。主产于西萨摩亚、汤加、斐济、瓦努阿图等南太平洋岛国。

疗　效 药理研究表明，卡瓦胡椒具有抗焦虑、抗惊厥、肌肉松弛、抗肿瘤、抗炎、抗菌等作用。民间经验认为卡瓦具有镇静、抗焦虑的功效。

有效成分 卡瓦胡椒主要含卡瓦内酯类成分、查耳酮类成分、生物碱类成分等。《英国草药典》规定卡瓦的水溶性浸出物含量不得少于5.0%，以控制药材质量。

一些报道指出，卡瓦胡椒导致的肝脏损害，可能是由于用药部位混淆、提取制备方法不当等造成。

可可
Keke

英文名 Cacao
学 名 *Theobroma cacao* L.

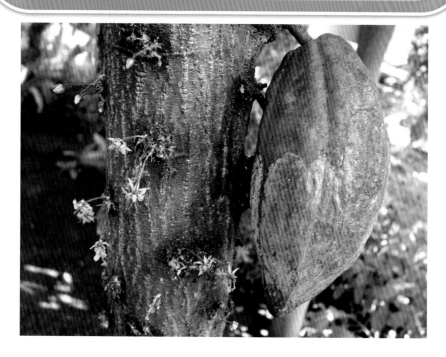

来　源 梧桐科（Sterculiaceae）植物可可 *Theobroma cacao* L.，其烘焙种子油入药，药用名：可可脂；其干燥成熟种子入药，药用名：可可豆。

产　地 可可属（*Theobroma*）全世界约30种，分布于美洲热带。中国海南及云南南部栽培1种。本种原产美洲中部及南部，现广泛栽培于全世界的热带地区。

评注

　　除种子油外，可可种子、种皮也可入药。可可粉具有浓烈芬芳的独特香味，是当今世界三大饮料之一。随着可可制品应用范围的日趋扩大，可可加工行业发展迅猛，与此同时，劣质或假冒可可粉充斥市场。

　　可可粉的主要假冒方式是：以可可豆壳或者再掺入桂圆壳、板栗壳、花生壳为原

药用历史　2600多年以前，美洲玛雅人（Mayas）就将可可作为饮料和货币使用。公元16世纪，哥伦布（Columbus）和廓特兹（Cortes）把可可引入欧洲，从此传遍世界。同时，可可也被证实能促进病人恢复健康，早餐食用可可能保证机体营养。《英国药典》（2002年版）收载本种作为可可脂的法定原植物来源种。全球约有30个主要的可可生长区，西非的象牙海岸、加纳、东南亚的印度尼西亚是世界三大可可豆生产地。

疗　效　药理研究表明，可可具有中枢兴奋、抗氧化、抗炎、抗肿瘤、抗动脉粥样硬化、抗真菌、抗病毒等作用。民间经验认为可可具有收敛、利尿、强心的功效。

有效成分　可可主要含生物碱类、多酚类、脂肪酸类、黄酮等成分。《英国药典》以酸价、熔点、折光指数等为指标，控制可可脂质量。

料生产可可粉，并掺入淀粉、面粉或南瓜粉等粉状物，应对灰份指标的检测；添加可可香精来提香，应对香味指标的检测；添加类可可脂、代可可脂甚至牛羊油应对含脂量指标的检测等。

古柯
Guke

英文名 Coca
学 名 *Erythroxylum novogranatense*
(Morris) Hier.

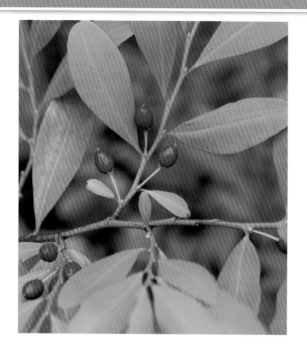

来　源　古柯科（Erythroxylaceae）植物古柯 *Erythroxylum novogranatense*
(Morris) Hier.，其干燥叶入药。药用名：古柯叶。

评注

多数野生的古柯属植物可卡因含量较低。本种及其栽培变种 *Erythroxylum coca*
Lam. var. *ipadu* Plowman、*E. coca* Lam. var. *novogranatense* D. Morris、*E. coca* Lam. var.
spruceanum Burck 的叶是提取可卡因的原料。作为一个古老的局部麻醉药，可卡因曾
用于表面麻醉，配制成水溶液涂抹、喷雾和填塞于黏膜表面。现在有时也用于眼科局

产　地　古柯属（*Erythroxylum*）植物全世界约有200种，分布于南美洲、非洲、东南亚及马达加斯加。中国有2种，其中1种为引种栽培，可供药用，本属长江以南多数省区有分布。本种分布于厄瓜多尔至玻利维亚，亦被广泛栽培。中国海南、广西、台湾、云南等地亦有引种栽培。

药用历史　古柯叶的使用历史悠久，大约在5000多年前，南美洲的安第斯（Andes）土著人就开始种植古柯，收割其叶用于咀嚼，能抵御饥饿和疲劳。考古研究也证实，在秘鲁咀嚼古柯叶（通常加入石灰等碱性物质）的习俗至今未变。《英国药典》（2002年版）收载本种为提取可卡因（cocaine）的法定原植物来源种。主产于南美洲安第斯山脉。

疗　效　药理研究表明，古柯叶具有麻醉止痛、兴奋中枢神经系统、降低食欲等作用。民间经验认为古柯叶具有麻醉和兴奋中枢的功效。

有效成分　古柯主要含生物碱类、挥发油、黄酮类成分等。所含的可卡因作为局部麻醉药，被《英国药典》《美国药典》（第28版）和《中国药典》（2015年版）等多国药典收载。

部麻醉；含漱可用治牙痛和降低口腔黏膜刺激。

　　古柯是世界三大毒品原植物之一。可卡因是产生精神依赖性的药物，其滥用已造成了严重的社会问题。

母菊

Muju

英文名 Chamomile
学　名 *Matricaria recutita* L.

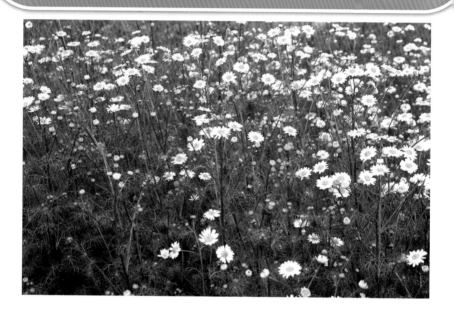

来　源　菊科（Asteraceae）植物母菊 *Matricaria recutita* L.，其干燥头状花序入药。药用名：洋甘菊。

产　地　母菊属（*Matricaria*）植物全世界约有40种，分布于欧洲、地中海、亚洲、非洲南部和美洲西北部。中国有2种，本属现供药用者1种。本种分布于欧洲、亚洲北部和西部；中国新疆、北京和上海等地有栽培。

药用历史　母菊在古埃及、古希腊、古罗马时代已是重要的药用植物。

评注

　　近年母菊除作为观赏植物外，主要用于提取精油，习称洋甘菊精油。洋甘菊精油可用于制作化妆品，或与其他植物的精油按比例混合用于多种疾病的治疗。菊科果香菊属（*Chamaemelum*）植物洋甘菊 *Chamaemelum nobile* (L.) All. 也是提取洋甘菊精油的来源种之一。母菊和洋甘菊通常分别被称为德国洋甘菊（German chamomile）和罗马

印度尤那尼（Unani）医学中也有母菊的记载。《欧洲药典》（第5版）和《英国药典》（2002年版）收载本种为母菊的法定原植物来源种。主产于阿根廷、埃及、欧洲东南部和中国新疆地区。

疗　效　药理研究表明，母菊具有镇静、抗炎、抗菌、止痒、抗过敏等作用。民间经验认为洋甘菊具有缓解头痛、保护肝肾、退烧、解痉、抗炎、美容等功效。中医理论认为洋甘菊具有清热解毒，止咳平喘，祛风湿等功效。

有效成分　母菊含有挥发油、萜类、黄酮类、香豆素类成分等。《欧洲药典》和《英国药典》采用水蒸气蒸馏法规定，规定洋甘菊中挥发油的含量不得少于 4.0mL/kg，以控制药材质量。

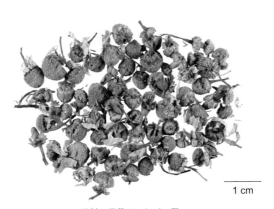

1 cm

药材：母菊 Matricariae Flos

洋甘菊（Roman chamomile），两者外形、化学成分和应用都较为相似。
　　母菊具有极好的市场前景，目前中国已有大面积的栽培。神经紧张、工作压力导致的失眠是困扰现代人的一大难题，母菊能使精神放松，令人感觉安抚，舒缓烦躁，帮助睡眠、此外，母菊在戒毒方面的也有显著效果，可望开发为戒毒药物。

玉蜀黍
Yushushu

英文名 Maize
学　名 *Zea mays* L.

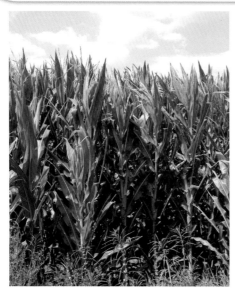
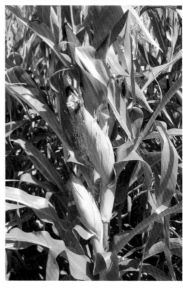

来　源　禾本科（Gramineae）植物玉蜀黍 *Zea mays* L.，其干燥花柱和柱头入药。药用名：玉米须。

产　地　玉蜀黍属（*Zea*）植物全世界仅1种，可供药用。原产于南美洲，现在全世界热带和温带地区广泛种植。中国有引种栽培。

评注

　　除玉蜀黍的花柱和柱头外，玉蜀黍的干燥根、叶、花穗、穗轴、鞘状苞片、种子、精制种子油、淀粉也可入药。

　　中医理论认为玉蜀黍的根、叶、花穗、穗轴、苞片和种子均具有利尿通淋，疏肝利胆的功效，主治小便不利、水肿、尿道结石、胃痛、吐血；玉蜀黍的种子油能降血

药用历史　玉蜀黍原产南美洲的秘鲁，当地印第安人早在7000多年前就有种植。哥伦布发现新大陆后，玉蜀黍很快从美洲传播到世界各地。明代传入中国，入药始载于《滇南本草图说》。《英国草药典》(1996年版)收载本种为玉米须的法定原植物来源种。《欧洲药典》(第5版)、《英国药典》(2002年版)、《美国药典》(第28版)、《中国药典》(2015年版)和《日本药局方》(第16版)均收载本种为精制玉米油和玉米淀粉的法定原植物来源种。主产于南欧、美国和中国。

疗　效　药理研究表明，玉蜀黍具有利尿、利胆、降血糖、抗动脉粥样硬化、抗肿瘤等作用。民间经验认为玉米须具有利尿消肿、清肝利胆的功效。中医理论认为玉米须具有利尿通淋，疏肝利胆的功效。

有效成分　玉蜀黍主要含黄酮类、挥发油、固醇类、花青素类成分等。《英国草药典》规定玉米须的水溶性浸出物含量不得少于10%，以控制药材质量。《英国药典》以酸价、过氧化值、脂肪酸的组成等为指标，控制精制玉米油质量。

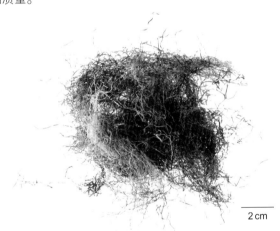

2 cm

药材：玉蜀黍 Stigma Maydis

压，降血脂，主治高血压，高脂血症，动脉硬化，冠心病。另外，玉米淀粉、玉米朊（玉米蛋白）、玉米油均是各国药典收载使用的重要医药辅料。

　　玉米须价廉易得，既有明显的药理作用，又具备一定的食疗价值。此外，以玉米须为原料还可生产玉米须精粉、玉米须发酵饮料、果酒等。

白屈菜

Baiqucai

英文名 Greater celandine
学　名 *Chelidonium majus* L.

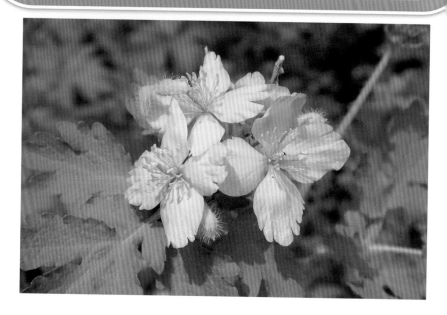

来　源　罂粟科（Papaveraceae）植物白屈菜 *Chelidonium majus* L.，其干燥全草入药。药用名：白屈菜。

产　地　白屈菜属（*Chelidonium*）植物全世界仅有1种，供药用，分布于欧洲、朝鲜半岛、俄罗斯、日本等地，中国大部分省区均有分布。

药用历史　"白屈菜"药用之名，始载于《救荒本草》。历代本草多有著录，古今药用品种一致。《欧洲药典》（第5版）和《英国药典》（2002年版）收载本种为白屈菜的法定原植物来源种。主产于欧洲、亚洲温带和亚热带地区。

评注

　　白屈菜的根也入药，功效：散瘀，止血，止痛，解蛇毒。主治：劳伤瘀血，腹痛，月经不调，蛇咬伤。

　　白屈菜是胰腺癌治疗药物 Ukrain 的原料，在临床中已有多年的应用，且对多种癌症均有明显的治疗作用，如结肠癌、成胶质细胞瘤等，同时对放射条件下人体皮肤和

疗　效　药理研究表明，白屈菜具有镇痛、止咳、祛痰、平喘、抗肿瘤、抗炎、抗菌、抗病毒、促进胆汁分泌等作用。民间经验认为白屈菜具有治疗肝胆疾病、止痛等功效。中医理论认为白屈菜具有镇痛，止咳，利尿，解毒的功效。

有效成分　白屈菜主要含生物碱。《欧洲药典》和《英国药典》采用紫外可见分光光度法测定，规定白屈菜中总生物碱的含量以白屈菜碱计不得少于0.60%，以控制药材质量。

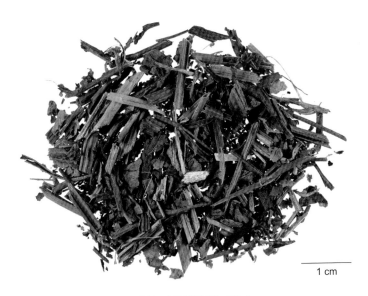

1 cm

药材：白屈菜 Chelidonii Herba

肺部成纤维细胞有保护作用。常用的抗肿瘤药物在杀灭肿瘤细胞的同时多对健康细胞有毒害作用，Ukrain却有保护正常细胞的特性，因此，在放射化学疗法中易达到更好的治疗效果。

矢车菊
Shicheju

英文名 Cornflower
学　名 *Centaurea cyanus* L.

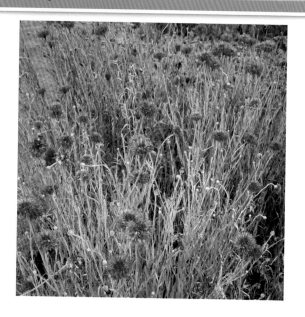

来　源　菊科〔Asteraceae〕植物矢车菊 *Centaurea cyanus* L.，其干燥花序或全草入药。药用名：矢车菊。

产　地　矢车菊属〔*Centaurea*〕植物全世界有500余种，主要分布于地中海地区及亚洲西南部地区。中国有10种，部分为引种栽培，野生种均分布于新疆地区。本种原产于中东，在世界各地均有栽培，中国多数省区有引种栽培供观赏。

评注

　　矢车菊几乎遍布全中国，但目前仍主要栽培作为观赏植物使用。矢车菊能解除眼睛疲劳，增强视力，缓解现代网络族最常见的眼睛干涩、痒痛症状。

　　矢车菊曾作为利尿、祛痰、促进消化药，但缺乏现代药理数据报道。

药用历史 作为欧洲民间医学传统植物药，矢车菊主要用于治疗眼科炎症。主产于欧洲国家，尤其集中在德国。

疗 效 药理研究表明，矢车菊具有抗炎、抗菌、抗肿瘤、利尿等作用。民间经验认为矢车菊具有抗炎、抗菌的功效。

有效成分 矢车菊主要含花色素类、黄酮类、香豆素类成分。

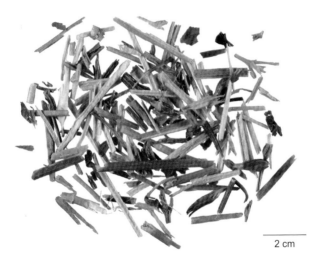

2 cm

药材：矢车菊 Centaureae Cyani Herba

向日葵
Xiangrikui

英文名 Sunflower
学　名 *Helianthus annuus* L.

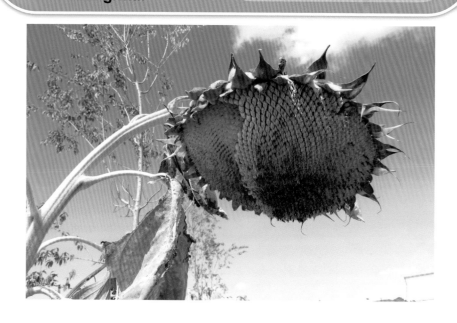

来　源　菊科（Asteraceae）植物向日葵 *Helianthus annuus* L.，其种子经机械压榨或提取所得到的脂肪酸入药。药用名：向日葵油。

产　地　向日葵属（*Helianthus*）植物全世界约有100种，主要分布于美洲北部，少数分布于南美洲。中国引种栽培约10种，本属现供药用者有2种。本种原产于北美洲，今世界各地均有栽培，中国各地已广泛栽培。

评注

作为一种世界广泛栽培的油料作物，向日葵具有重要的食用及药用价值，其花、果实、叶、茎髓、根均可入药。中医理论认为向日葵花具有祛风，平肝，利湿等功效；向日葵子具有透疹，止痢，排脓等功效；向日葵叶具有平肝，截疟，解毒等功效；向日葵茎髓具有清热，利尿，止咳等功效；向日葵根具有清热利湿，行气止痛等功效。

近年来，向日葵作为过敏感化合物（allelochemicals）的资源植物日益受到重视。

药用历史　向日葵入中药始载于《植物名实图考》。至今秘鲁还有野生向日葵的生长。希腊文中以 *helios* 表示，意思是太阳和花。《欧洲药典》（第5版）和《英国药典》（2002年版）收载本种为精制向日葵油的法定原植物来源种。主产于俄罗斯、中国。

疗　效　药理研究表明，向日葵具有抗病原微生物、抗炎、抗肿瘤、降血压、延缓衰老、增强机体免疫功能等作用。民间经验认为向日葵油具有降血压、延缓衰老和增强免疫的功效。

有效成分　向日葵主要含倍半萜类、三萜类、三萜皂苷类、黄酮类、木脂素类、有机酸类、脂肪酸类成分等。《欧洲药典》和《英国药典》规定精制向日葵油中脂肪酸的含量为：亚油酸 48% ～ 74%、油酸14% ～ 40%、棕榈酸 4.0% ～ 9.0%、硬脂酸1.0% ～ 7.0%，以控制其质量。

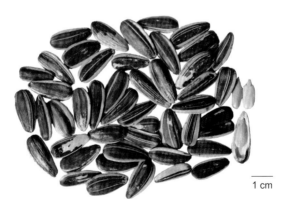

1 cm

药材：向日葵 Helianthi Annui Fructus

从向日葵叶中分离得到的倍半萜类、木脂素类化合物等有明显的过敏感作用（异株克生作用），能抑制杂草的萌发和生长；向日葵根的乙醇提取物能显著抑制水稻纹枯病菌、水稻稻瘟病菌、苹果干腐病菌、辣椒疫霉病菌等植物病原菌的生长。向日葵对其他杂草的过敏感作用可望用于开发新型、环保、天然的除草剂和杀虫剂。

尖叶番泻
Jianyefanxie

英文名 Senna
学　名 *Cassia acutifolia* Delile

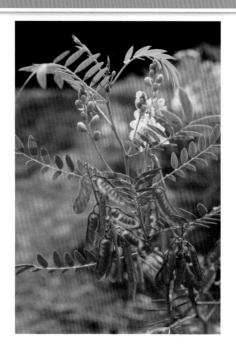

来　源　豆科（Leguminosae）植物尖叶番泻 *Cassia acutifolia* Delile，其干燥小叶入药。药用名：番泻叶。

产　地　决明属（*Cassia*）植物全世界约有600种，分布于世界热带和亚热带地区，少数分布至温带地区。中国原产10余种，加上引种栽培者共20余种，广布于南北各省区。本属现供药用者约有20种。本种分布于埃及，中国云南、海南、台湾有引种。

评注

　　《欧洲药典》《英国药典》《美国药典》和《中国药典》还收载同属植物狭叶番泻（*Cassia angustifolia* Vahl）的小叶作番泻叶药用，尖叶番泻习称为亚历山大番泻（Alexandrian senna），狭叶番泻习称为丁内未利番泻（Tinnevelly senna），两者的化学成分和药理作用相似。此外，尖叶番泻与狭叶番泻的荚果也入药，荚果的化学成分与

阿拉伯传统医学于公元9 ~ 10世纪开始将尖叶番泻作药用。
《欧洲药典》(第5版)、《英国药典》(2002年版)、《美国药典》(第28版)、
《中国药典》(2015年版)收载本种为番泻叶的法定原植物来源种之一。主
产于埃及，由亚历山大港输出；苏丹和印度亦产。

疗 效 药理研究表明，尖叶番泻的小叶具有促进胃肠运动、抗溃疡、
抗菌等作用。民间经验认为番泻叶具有泻下的功效。中医理论认为番泻
叶具有泻热通便，消积导滞，止血的功效。

有效成分 尖叶番泻主要含蒽醌及其衍生物，其中番泻苷 B 为指标性成
分。《欧洲药典》和《英国药典》采用紫外可见分光光度法测定，规定番泻
苷 B 的含量不得少于2.5%，以控制药材质量。

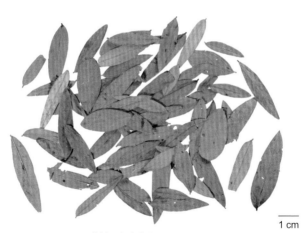

1 cm

药材：尖叶番泻 Sennae Folium

叶相似，主要成分的含量略有不同，以荚果入药时应注意用量。

长期服用番泻叶制剂有多种明显的不良反应。以含番泻叶粉末的饲料给大鼠长期
饲喂，可导致大鼠慢波频率及振幅明显下降，肌间神经丛及 Cajal 间质细胞分布不均
匀，突起连接杂乱，使结肠黏膜、平滑肌和壁内神经病变形成所谓"泻剂结肠"。

肉桂
Rougui

英文名 Cassia
学　名 *Cinnamomum cassia* Presl

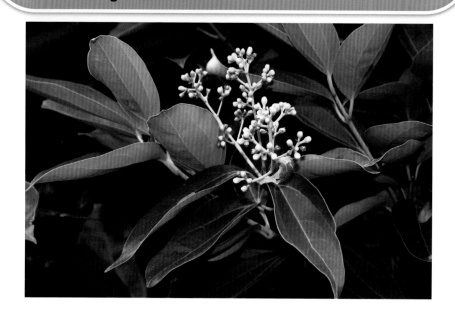

来　源　樟科（Lauraceae）植物肉桂 *Cinnamomum cassia* Presl，其干燥
树皮入药，中药名：肉桂；其干燥嫩枝入药，中药名：桂枝。

产　地　樟属（*Cinnamomum*）植物全世界约有250种，分布于热带、亚
热带、亚洲东部地区及澳洲至太平洋岛屿。中国约有46种、1变型，分
布于南方各省区，北达陕西及甘肃南部，本属现供药用者约20种、1变种。
本种分布于中国广西、广东、香港、海南、云南、福建和台湾等省区；
印度、老挝、越南、印度尼西亚也有栽培。

评注

　　肉桂除供药用外，还是常用的香料和烹饪调料，是中国卫生部规定的药食同源品
种之一。肉桂用途广泛，具有重大经济价值。从肉桂的枝、叶、果实、花梗提取的肉

药用历史　肉桂以"牡桂"药用之名，始载于《神农本草经》，列为上品。"肉桂"药用之名，始载于《新修本草》。历代本草多有著录，古今药用品种一致。"桂枝"药用之名，始载于《伤寒论》，唐代以前的本草记述以肉桂的嫩枝皮入药，以后才用嫩枝，沿用至今。《中国药典》（2015年版）收载本种为中药肉桂和桂枝的法定原植物来源种。主产于中国广西、广东、海南、福建等省区；越南、柬埔寨等地也产。

疗　效　药理研究表明，肉桂具有保护心肌组织、抗肿瘤、抗氧化和抗菌等作用。中医理论认为肉桂具有补火助阳，引火归源，散寒止痛，温经通脉等功效；桂枝具有散寒解表，温通经脉，通阳化气等功效。

有效成分　肉桂的树皮含挥发油、二萜类和缩合鞣质类成分，桂皮醛为抗肿瘤和抗菌的主要成分之一。《中国药典》采用挥发油测定法测定，规定肉桂中挥发油含量不得少于 1.2%；采用高效液相色谱法测定，规定肉桂中桂皮醛含量不得少于 1.5%，以控制药材质量。

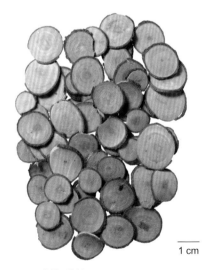

1 cm

药材：桂枝 Cinnamomi Ramulus

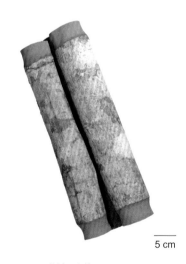

5 cm

药材：肉桂 Cinnamomi Cortex

桂油，是合成桂皮酸等重要香料及化妆品的原料，也是祛风药、健胃药，清凉油等中成药的主要成分。

西洋参
Xiyangshen

英文名 American ginseng
学　名 *Panax quinquefolius* L.

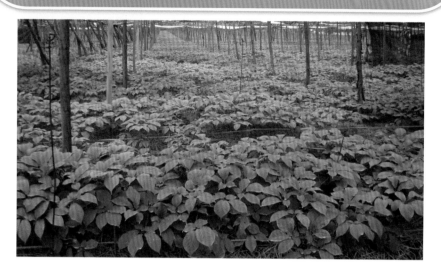

来　源　五加科（Araliaceae）植物西洋参 *Panax quinquefolius* L.，其干燥根入药。药用名：西洋参。

产　地　人参属（*Panax*）植物全世界约有 10 种，分布于亚洲东部及北美洲。中国约有 8 种，均供药用。本种原产于美国和加拿大，中国有较大规模栽培。

药用历史　美洲土著印第安人是最早使用西洋参的人，他们认为西洋参可增强妇女生育力。1702 年，法国神父雅图斯（Father Jartoux）来到中国东北地区。他留意到中国人参的神奇功效，并对人参的外观形态和生长环境作了仔细描述。远在北美印第安人部落传教的神父拉费（Father

---

评注

　　西洋参补气之力不如人参 *Panax ginseng* C. A. Mey.，但生津之力强于人参。由于其既能益气又能生津，故适用于以阴虚为主的气阴两虚证。

　　在植物不同部位中，西洋参总皂苷的含量从高到低为：花蕾、花柄、果实、主根、

Lafitau）得到这个信息后非常兴奋。法属加拿大的生态环境与中国东北类似，他推测极有可能发现这一神草。终于，1716年在蒙特利尔附近的森林中类似的植物被发现。此后，北美野生的西洋参源源不断地运往中国，大受中国人欢迎。"西洋参"药用之名，始载于《本草从新》，古今药用品种一致。《美国药典》（第28版）和《中国药典》（2015年版）收载本种为西洋参的法定原植物来源种。主产于美国及加拿大，法国、中国亦产，以美国威斯康新州所产最为著名。

疗 效 药理研究表明，西洋参具有调节免疫功能、抗癫痫、改善记忆、抗氧化、抗心肌缺血、抗肿瘤等作用。民间经验认为西洋参具有发汗、退热和助生育等功效。中医理论认为西洋参具有补气养阴，清火生津的功效。

有效成分 西洋参的根主要含三萜皂苷类成分，拟人参皂苷 F_{11} 为其独特成分。《美国药典》采用高效液相色谱法测定，规定西洋参中总人参皂苷含量不得少于 4.0%；《中国药典》采用高效液相色谱法测定，规定西洋参中人参皂苷 Rg_1、人参皂苷 Re 和人参皂苷 Rb_1 的总量不得少于 2.0%，以控制药材质量。

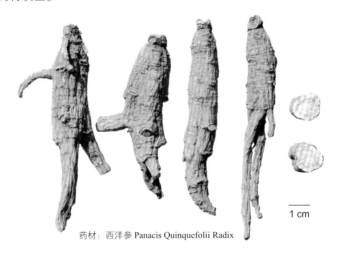

1 cm

药材：西洋参 Panacis Quinquefolii Radix

茎叶；拟人参皂苷 -F_{11} 含量从高到低依次为：茎叶、果实、花蕾、花柄、主根。西洋参果实和茎叶的皂苷含量丰富，且果实中还含有丰富的氨基酸，综合利用价值高。

西洋接骨木
Xiyangjiegumu

英文名 Elder
学　名 *Sambucus nigra* L.

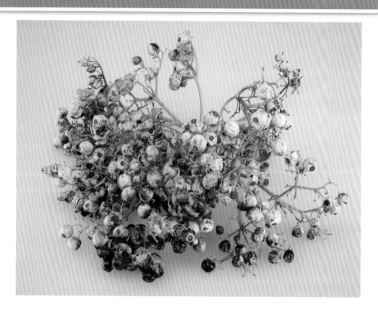

来　源　忍冬科（Caprifoliaceae）植物西洋接骨木 *Sambucus nigra* L.，
其干燥花入药。药用名：西洋接骨木花。

产　地　接骨木属（*Sambucus*）植物全世界约20种，分布于北半球温带
和亚热带地区。中国约5种，另从国外引种栽培1～2种。本属现供药用
者约5种。本种原产于南欧、北非、西亚，奥地利是世界上最早种植该植
物的国家，现中国山东、江苏、上海等地有引种栽培。

评注
　　西洋接骨木是原产于南欧的一种小乔木，在奥地利等南欧国家有广泛的种植，除
药用价值外，西洋接骨木还具有较高的食用价值。其果实油中含有亚油酸、亚麻酸，
长期食用可软化血管，调节脂类代谢。西洋接骨木还可制成果酱、果汁、乳酸酪等食

药用历史 西洋接骨木入药在公元1世纪古罗马学者老普林尼（Pliny the Elder）的著作中已有记载。在古希腊医学中，西洋接骨木被用作发汗解表药，并很快传入德国和印度等国，在传统医学中得到广泛的使用。《欧洲药典》（第5版）和《英国药典》（2010年版）收载本种为西洋接骨木花的法定原植物来源种。主产于英国等欧洲国家。

疗　效 药理研究表明，西洋接骨木花具有利尿、抗病毒、抗氧化、免疫调节等作用。民间经验认为西洋接骨木花具有利尿、发汗等功效；中医理论认为西洋接骨木花具有发汗利尿的功效。

有效成分 西洋接骨木主要含有黄酮类成分，另有酚酸类、三萜类、花青素类成分。《欧洲药典》和《英国药典》采用紫外分光光度法测定，规定西洋接骨木花中总黄酮含量以异槲皮苷计不得少于0.80%，以控制药材质量。

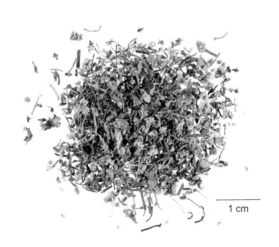

1 cm

药材：西洋接骨木 Sambuci Flos

品；食品加工生产中则可作为香料、糖果染色剂等。

　　《中华本草》将西洋接骨木列入中药接骨木项下，以茎枝入药，记有祛风利湿，活血止血的功效。

卵叶车前
Luanyecheqian

英文名 Desert Indianwheat
学　名 *Plantago ovata* Forssk.

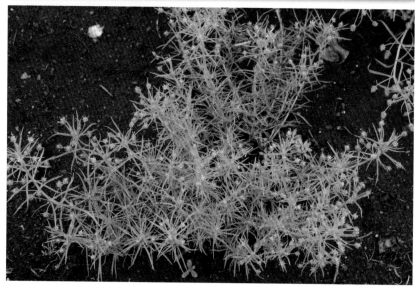

原植物：欧车前

来　源　车前科（Plantaginaceae）植物卵叶车前 *Plantago ovata* Forssk.
（ *Plantago ispaghula* Roxb. ），其干燥成熟种子入药，药用名：卵叶车前
子。以其种子碾下的种皮入药，药用名：卵叶车前子壳。

产　地　车前属（ *Plantago* ）植物全世界约有190种，广布于世界温带
及热带地区，向北达北极圈附近。中国约20种，本属现供药用者约有5种。
本种分布于印度、巴基斯坦、阿富汗、伊朗、以色列等亚洲和地中海国
家；在印度、巴基斯坦等国有大量栽培，在西欧和亚热带地区亦有栽培。

评注

　　同属植物欧车前 *Plantago psyllium* L.（ *P. afra* L. ）和印度车前 *P. indica* L.（ *P. arenaria* Waldstein et Kitaibel ）亦为《美国药典》收载为车前子和车前子壳的法定原植物
来源种。药材商品名分别为西班牙车前子、法国车前子，西班牙车前子壳、法国车前

药用历史 作为膳食纤维补充剂，卵叶车前子壳用于调节大肠功能已有较长的历史。卵叶车前子粉亦曾用于缓解局部炎症，卵叶车前煎液用于缓解疼痛。《欧洲药典》(第5版)、《英国药典》(2002年版)和《美国药典》(第28版)均收载本种为卵叶车前子和卵叶车前子壳的法定原植物来源种。

疗　效 药理研究表明卵叶车前具有通便、抗结肠炎、调节血脂、抗糖尿病、抗肿瘤、抗氧化、促进伤口愈合等作用。民间经验认为卵叶车前子和卵叶车前子壳均具有通便的功效。

有效成分 卵叶车前主要含环烯醚萜类、黄酮类、苯乙醇苷类、多糖类等成分。所含的多糖类、苯乙醇苷类等是其重要的活性成分。《欧洲药典》和《英国药典》规定卵叶车前子的膨胀指数（Swelling index）不得低于9.0，卵叶车前子壳的膨胀指数不得低于40；《美国药典》规定卵叶车前子的膨胀体积（Swelling volume）不得少于10mL/g，卵叶车前子壳的膨胀体积不得少于40mL/g，以控制药材质量。

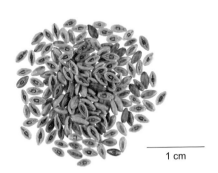

1 cm

药材：车前子 Plantaginis Ovatae Semen

子壳。

　　卵叶车前子在欧美国家是常用的膳食纤维补充剂，是市售多种膳食纤维补充剂OTC制剂的组成成分之一。

旱金莲

Hanjinlian

英文名 Garden nasturtium
学　名 *Tropaeolum majus* L.

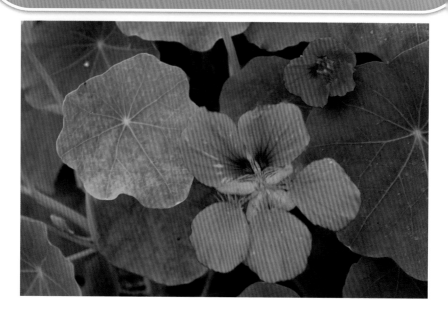

来　源　旱金莲科（Tropaeolaceae）植物旱金莲 *Tropaeolum majus* L.，其新鲜全草入药。药用名：旱莲花。

产　地　旱金莲属（*Tropaeolum*）植物全世界约80种，分布于南美洲。中国仅引入1种，供药用。中国河北、江苏、福建、广东、广西、云南、西藏等省区均有引种栽培，主要作为观赏植物，也有逸出野生者。

评注

　　毛茛科金莲花属植物金莲花 *Trollius chinensis* Bge.、宽瓣金莲花 *T. asiaticus* L.、长瓣金莲花 *T. macropetalus* Fr. Schmidt、短瓣金莲花 *T. ledebouri* Reichb. 的花用作中药金莲花，其异名之一为旱金莲；而旱金莲科植物旱金莲入药，药材名为旱莲花，其异名

70

药用历史 旱金莲原产于南美温带地区，后传入地中海地区作为观赏植物。南美洲人喜欢吃新鲜的旱金莲花，用旱金莲花制作香脂，旱金莲的花蕾和嫩果在秘鲁属上等蔬菜。在中国，"旱莲花"药用之名，始载于《植物名实图考》。主产于南美洲秘鲁、巴西等地。

疗　效 药理研究表明，旱金莲具有抗菌、抗肿瘤等作用。民间经验认为旱莲花具有抗菌功效；中医理论认为旱莲花具有清热解毒，凉血止血的功效。

有效成分 旱金莲含有硫苷类、类胡萝卜素类、黄酮类等成分。

之一为金莲花。两种药材的异名互有混淆，两者的化学成分和药理功效有一定差异，需要注意分辨，正确使用。

亚麻
Yama

英文名 Flax
学　名 *Linum usitatissimum* L.

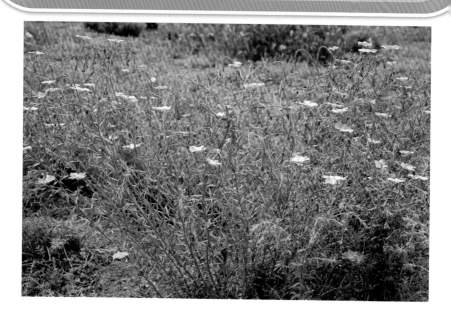

来　源　亚麻科（Linaceae）植物亚麻 *Linum usitatissimum* L.，其干燥成熟种子入药，药用名：亚麻子；其种子压榨得到的脂肪油入药，药用名：亚麻子油。

产　地　亚麻属（*Linum*）植物全世界约有200种，主要分布于温带和亚热带山地，以地中海地区分布较为集中。中国约有9种，本属现供药用者约2种、1变种。本种原产地中海地区，现广泛栽培于世界各地。

评注

　　亚麻是重要的纤维、油料作物和药用植物。栽培的亚麻有1个栽培变种和一个亚种：*Linum usitatissimum* cv. *usitatissimum* 用于收获亚麻子；*L. usitatissimum* ssp. *usitatissimum* 用于收获亚麻纤维。

　　亚麻子含有多种化学成分，具有多样化的生理活性。现已有成熟的方法对其代表

药用历史 亚麻是古老的栽培作物，至少从公元前5000年就开始栽培；古希腊医生希波克拉底（Hippocrates）推荐用亚麻子治疗黏膜炎症。在中国，"亚麻"药用之名始载于《图经本草》，历代本草多有著录；《植物名实图考》中名为"山西胡麻"。《欧洲药典》（第5版）和《英国药典》（2002年版）收载本种为亚麻子和亚麻子油的法定原植物来源种；《中国药典》（2015年版）收载本种为中药亚麻子的法定原植物来源种。主产于加拿大、阿根廷、摩洛哥、比利时、匈牙利、印度等国家，其中加拿大是世界上最大的亚麻子生产和输出国；中国内蒙古、黑龙江、辽宁、吉林等省区亦产。

疗 效 药理研究表明，亚麻具有通便、抗肿瘤、抗氧化、调血脂、抗动脉粥样硬化、抗糖尿病、抗炎等作用。民间经验认为亚麻子具有润滑缓泻的功效；中医理论认为亚麻子具有养血祛风，润燥通便的功效。

有效成分 亚麻主要含木脂素类、环肽类、黄酮类、氰苷类、脂肪酸、多糖等成分。木脂素类成分裂环异落叶松脂素双葡萄糖苷（SDG）、脂肪酸类成分α-亚麻酸为亚麻子的主要生理活性成分；所含的环肽类化合物、黄酮等成分亦有显著的生理活性。《欧洲药典》和《英国药典》规定亚麻子完整药材的膨胀指数不得低于4.0，粉末药材不得低于4.5，以控制药材质量。

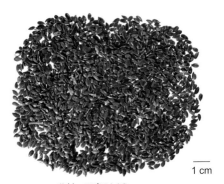

—— 1 cm

药材：亚麻 Lini Semen

性的生理活性成分SDG和α-亚麻酸进行定性和定量检测。

亚麻子有抗雌激素依赖性乳腺癌的活性，但又可能增加大鼠子代患乳腺癌的风险，其作用机理值得深入研究。

刺五加

Ciwujia

英文名 Siberian ginseng
学　名 *Acanthopanax senticosus*
(Rupr. et Maxim.) Harms

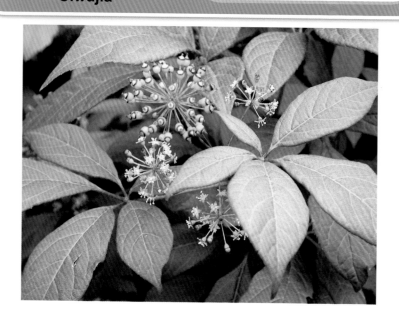

来　源　五加科（Araliaceae）植物刺五加 *Acanthopanax senticosus*（Rupr. et Maxim.）Harms，其干燥根及根茎或茎入药。中药名：刺五加。

产　地　五加属（*Acantho panax*）植物全世界约有35种，分布于亚洲。中国约有26种，现供药用者约22种。本种主要分布于中国黑龙江、吉林、辽宁以及河北、山西等地。朝鲜半岛、日本和俄罗斯远东地区也有分布。

评注

　　刺五加及其制剂在国内外除了作为临床药物使用外，还开发出多种功能性食品和保健品。如刺五加果汁奶、刺五加豆奶保健食品、饲料添加剂、"西伯利亚人参"、Sure2Endure 抗氧化及维生素、微量元素复合剂等。此外，刺五加的嫩叶亦可直接作为优质山野菜食用，清香美味，经常食用能起到壮筋骨、活血去瘀、安神益气的作用。

药用历史　《神农本草经》只记载有五加皮。历代本草对五加皮原植物形态的描述，应是指五加科五加属的多种植物，也可能包括刺五加在内。近代亦有以刺五加根皮代作五加皮药用的记载。《中国药典》（2015年版）收载本种为中药刺五加的法定原植物来源种。主产地为辽宁、吉林、黑龙江、河北、陕西等。

疗　效　药理研究表明，刺五加有镇静、保护脑缺血、抗肿瘤、增强免疫和延缓衰老等作用。中医理论认为刺五加具有益气健脾，补肾安神等功效。

有效成分　刺五加的根、根茎或茎的主要活性成分是苯丙素苷类、多糖、黄酮等。《中国药典》采用高效液相色谱法进行测定，规定紫丁香苷（刺五加苷B）含量不得少于0.050%，以控制药材质量。

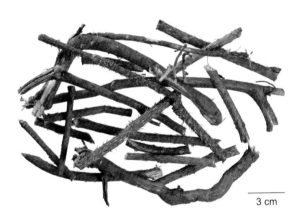

3 cm

药材：刺五加 Acanthopanacis Senticosi Radix et Rhizoma seu Caulis

刺五加为中国珍稀濒危三级保护物种，有濒临灭绝的危险。为实现永续利用，开展组织培养技术，繁殖苗木，建立苗木基地安排人工栽培，是保护刺五加的关键。

波希鼠李
Boxishuli

英文名 Cascara sagrada
学 名 *Rhamnus purshiana* DC.

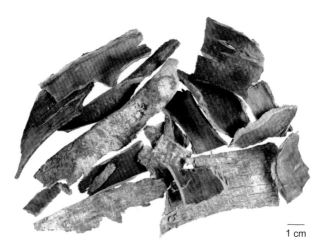

1 cm

药材：波希鼠李 Rhamni Purshianae Cortex

来 源 鼠李科（Rhamnaceae）植物波希鼠李 *Rhamnus purshiana* DC.，其干燥茎皮入药。药用名：美鼠李皮。

产 地 鼠李属（*Rhamnus*）植物全世界约200种，分布于亚洲东部和北美洲的西南部，少数也分布于欧洲和非洲。中国有57种、14变种，本属现供药用者约13种。本种原产于北美洲西部地区，在美洲太平洋海岸、加拿大和非洲东部有栽培。

评注
　　《欧洲药典》和《英国药典》还收载同属植物欧鼠李 *Rhamnus frangula* L. 为药材欧鼠李皮的法定原植物来源种。主产于波兰和俄罗斯等东欧国家。欧鼠李的树皮也用作中

药用历史 北印地安人最早将美鼠李皮作为温和的通便剂使用,并将它推荐给西班牙的探险家传至欧洲。美鼠李皮现已在欧洲成为大众化的通便剂。《欧洲药典》(第5版)、《英国药典》(2002年版)和《美国药典》(第28版)收载本种为美鼠李皮的法定原植物来源种。主产于北美洲西部地区的俄勒冈州、华盛顿州、英属哥伦比亚省。

疗 效 药理研究表明,波希鼠李具有致泻、抗病毒、抗炎、抗肿瘤、抗氧化等作用。民间经验认为美鼠李皮主要有缓泻通便的功效。

有效成分 波希鼠李主要含蒽醌类、二蒽醌类、蒽醌苷类等成分。《欧洲药典》和《英国药典》采用紫外分光光度法测定,规定美鼠李皮中羟基蒽衍生物总含量以美鼠李苷A计不得少于8.0%,羟基蒽衍生物中美鼠李苷类含量以美鼠李苷A计不得少于60%;《美国药典》采用紫外分光光度法测定,规定美鼠李皮中羟基蒽衍生物总含量以美鼠李苷A计不得少于7.0%,以控制药材质量。药材在采集1年以后才能使用。

药使用,具有润肠通便的功效,主治习惯性便秘和腹痛。欧鼠李皮的化学成分、临床疗效与美鼠李皮类似。

波尔多树
Bo'erduoshu

英文名 Boldo
学　名 *Peumus boldus* Molina

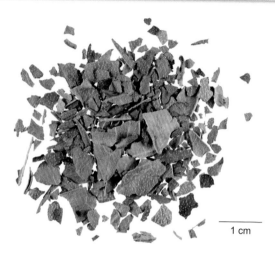

1 cm

药材：波尔多树 Peumui boldusi Folium

来　源　杯轴花科（Monimiaceae）植物波尔多树 *Peumus boldus* Molina，其干燥叶入药。药用名：波尔多树叶。

产　地　波尔多属（*Peumus*）植物全世界仅1种，供药用。原产于智利和秘鲁，现广布于地中海地区和北美西海岸。

评注

波尔多树具有保肝活性，但也有肝毒性方面的报道。

传统上波尔多树用于促进胆汁分泌，但有实验研究显示其在这方面并没有显著的作用。

药用历史　波尔多树的药用价值最早在智利偶然发现，并在智利民间广泛用于治疗肝脏、肠和胆囊的疾病。《欧洲药典》(第5版)和《英国药典》(2002年版)收载本种为波尔多树叶的法定原植物来源种。主产于智利和秘鲁。

疗　效　药理研究表明，波尔多树叶具有抗氧化、保肝、抗炎等作用。民间经验认为波尔多树叶具有保肝、利胆和利尿的功效。波尔多树叶被欧盟委员会用做食品天然调味剂的原料，也被美国允许使用于酒精饮料中。

有效成分　波尔多树叶主要含有生物碱类、挥发油和黄酮类成分，其中波尔定碱是主要的活性成分。《欧洲药典》和《英国药典》采用水蒸气蒸馏法测定，规定完整波尔多树叶中挥发油的含量不得少于20mL/kg，不得多于40mL/kg，破碎波尔多树叶中挥发油的含量不得少于15mL/kg；采用高效液相色谱法测定，规定波尔多树叶中总生物碱含量以波尔定碱计不得少于0.10%，以控制药材质量。

肥皂草
Feizaocao

英文名 Soapwort
学　名 *Saponaria officinalis* L.

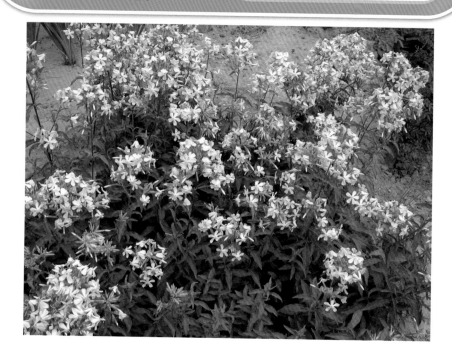

来　源　石竹科（Caryophyllaceae）植物肥皂草 *Saponaria officinalis* L.，其新鲜或干燥根入药。药用名：肥皂草。

产　地　肥皂草属（*Saponaria*）植物全世界有30多种，产于地中海沿岸。中国有1种，供药用。本种野生分布于地中海沿岸地区，中国多数城市公园中有栽培供观赏，在大连、青岛中已逸为野生。

评注

　　古代人类为了清洗衣服，去除污渍，常使用天然的植物洗洁剂。随着肥皂的发明，天然植物洗洁剂逐步被取代。目前，市场上开发出琳琅满目的合成洗洁剂，在满足人类洗涤需要的同时，也造成了环境污染。因此，效果良好的环保型天然洗洁剂来源

药用历史 在中世纪时，肥皂草由修道士作为清洁用品从北欧传入英国，传入美洲后，被近代纺织业广泛用作清洗剂和纺织浆料。除作为清洁用品外，还被用于治疗局部痤疮、牛皮癣、湿疹和疖。时至今日，肥皂草的根提取物仍普遍被用于治疗毒漆树 *Toxicodendron vernix* (L.) Kuntze 过敏。主产于欧洲。

疗　效 药理研究表明，肥皂草具有祛痰、抗炎、利胆等作用。民间经验认为肥皂草具有祛痰、抗炎的功效。

有效成分 肥皂草主要含三萜皂苷类和黄酮类成分。

植物，如肥皂草、无患子 *Sapindus mukorossi* Gaertn.、肥皂荚 *Gymnocladus chinensis* Baill. 等值得进一步开发利用。

　　肥皂草的叶也可入药。肥皂草还可用于便秘、痛风、风湿病、神经衰弱、蛲虫病的治疗。

金盏花
Jinzhanhua

英文名 Marigold
学　名 *Calendula officinalis* L.

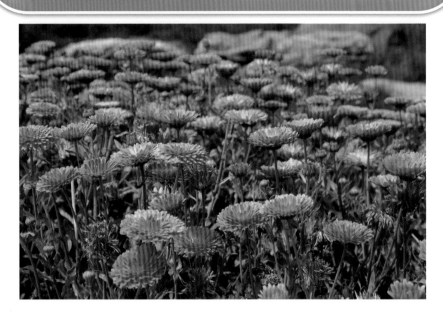

来　源　菊科（Asteraceae）植物金盏花 *Calendula officinalis* L.，其干燥头状花序入药。药用名：金盏花。

产　地　金盏花属（*Calendula*）植物全世界约有20种，分布于地中海、西欧和西亚地区。中国栽培2种，且供药用。本种原产埃及和欧洲南部，现栽培于全球的温带地区，并作为观赏花卉种植于庭院中，遍布欧洲、西亚和美国等地。

评注
　　已有专利产品将金盏花用作胶原合成促进剂，用于预防皮肤衰老。金盏花的鲜花富含类胡萝卜素类成分，可用于提取黄色染料和食用色素，用于纺织业或食品业。金盏花叶含大量刺激性成分，被证明可用于治疗便秘和儿童的淋巴结核，外用还可除疣。

药用历史　金盏花在欧美有着悠久的使用历史，在欧洲和亚洲西部被作为民间药物，在欧洲中世纪时被用于治疗静脉曲张、褥疮和皮肤病。《欧洲药典》（第5版）和《英国药典》（2002年版）收载本种为金盏花的法定原植物来源种。主产于波兰、匈牙利等东欧国家，埃及亦产。

疗　效　药理研究表明，金盏花具有抗炎、抗病毒的作用。民间经验认为金盏花具有抗炎和愈伤的功效。中医理论认为金盏花具有凉血止血，清热泻火等功效。

有效成分　金盏花主要活性成分为三萜类、三萜皂苷类、黄酮类和类胡萝卜素类化合物等。《欧洲药典》和《英国药典》采用紫外可见分光光度法测定，规定金盏花中黄酮类成分含量以金丝桃苷计不得少于0.40%，以控制药材质量。

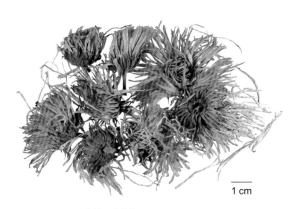

1 cm

药材：金盏花 Calendulae Flos

长春花
Changchunhua

英文名 Madagascar periwinkle
学　名 *Catharanthus roseus* (L.) G. Don

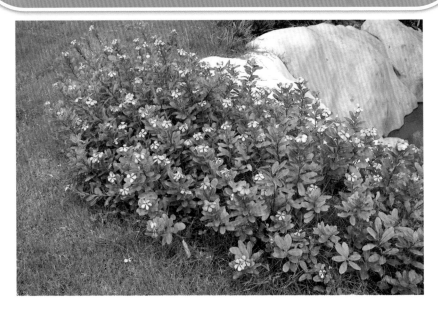

来　源　夹竹桃科（Apocynaceae）植物长春花 *Catharanthus roseus* (L.) G. Don，其地上部分或全草入药。药用名：长春花。

产　地　长春花属（*Catharanthus*）植物全世界约6种，分布于亚洲东南部和非洲东部。中国栽培1种、2变种，均为抗肿瘤药原料。本种原产非洲东部，现全世界热带和亚热带地区广泛栽培。

评注
　　随着当今世界上肿瘤发病率日益增高，对抗肿瘤药物的需求与日俱增，长春花具有显著而独特的抗肿瘤作用，已成为当代抗肿瘤的重要药物。由于传统提取方法提取长春花生物碱收率较低，故化学合成和生物合成技术已经广泛应用于该领域。

药用历史 长春花最早为观赏植物，亦为南非、斯里兰卡和印度等的传统民间用药，多用于治疗糖尿病，后被发现有抗癌作用，现为国际上应用最多的抗癌植物之一。在中国，"长春花"药用之名，始载于《植物名实图考》，作药用者为本种及其变种。主产于非洲及中国南方各省区。

疗　效 药理研究表明，长春花具有抗肿瘤、降血糖和降血压等作用。民间经验认为长春花具有抗肿瘤和降血糖的功效。中医理论认为长春花具有解毒抗癌，清热平肝的功效。

有效成分 长春花主要含吲哚生物碱类成分，其中长春碱和长春新碱为重要的抗肿瘤成分。

芫荽
Yansui

英文名 Coriander
学 名 *Coriandrum sativum* L.

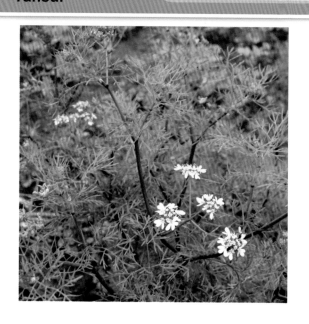

来　源 　伞形科（Apiaceae)植物芫荽 *Coriandrum sativum* L.，其干燥果实入药。药用名：胡荽子。

产　地 　芫荽属（*Coriandrum*）植物全世界仅2种，分布于地中海区域。中国有1种，供药用。本种原产地中海地区，现全世界温带地区广泛栽培。

评注

　　芫荽为世界常用食用香料植物，除香味成分外，还含有丰富的蛋白质、氨基酸、糖、淀粉、纤维素和矿物质等。芫荽还有促进食欲等作用，无论作为香辛料、蔬菜、

药用历史 芫荽最早为古希腊传统药物，公元前4世纪，古希腊医学之父希波克拉底（Hippocrates）曾使用过芫荽，罗马学者和博物学家老普林尼（Pliny the Elder）指出，将芫荽涂在痛处可用于治疗烧伤、痈等，加入人乳可清洗眼睛。芫荽后传入大不列颠，于汉朝传入中国。在中国以"胡荽"药用之名，始载于《食疗本草》。历代本草多有著录，古今药用品种一致。《欧洲药典》（第5版）和《英国药典》（2002年版）收载本种为胡荽子的法定原植物来源种。主产于摩洛哥和欧洲东部。中国江苏、安徽、湖北亦产。

疗 效 药理研究表明，芫荽果实具有抗菌、抗铝沉积和降血脂等作用。民间经验认为胡荽子具有驱风和兴奋的功效；芫荽茎叶做蔬菜或香料，有健胃消食的功效。中医理论认为胡荽子具有驱风，透疹，健胃和祛痰的功效。

有效成分 芫荽主要含挥发油、脂肪酸和黄酮类成分，其中挥发油为主要活性成分。《欧洲药典》和《英国药典》采用水蒸气蒸馏法进行测定，规定挥发油含量不得少于3.0mL/kg，以控制药材质量。

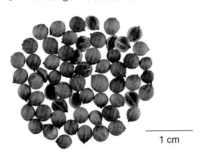

1 cm

药材：芫荽 Coriandri Fructus

民间草药还是调味料都很受欢迎。芫荽能抑制体内铝的积累，经常食用芫荽对预防铝职业病有潜在的保健功能。

南非钩麻
Nanfeigouma

英文名 Devil's claw
学　名 *Harpagophytum procumbens* DC.

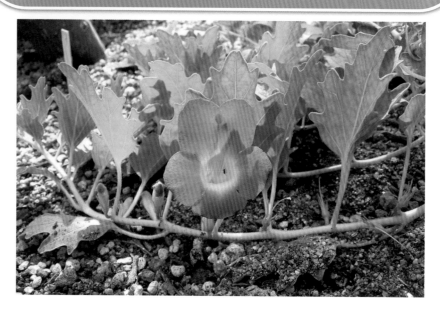

来　源　胡麻科（Pedaliaceae）植物南非钩麻 *Harpagophytum procumbens* DC.，其干燥次生块根入药。药用名：非洲魔鬼爪。

产　地　钩麻属（*Harpagophytum*）植物全世界约有8种，分布于非洲南部及马达加斯加岛等地区。本种原产于南非和非洲西南部的纳米比亚大草原，主要生长在纳米比亚大草原、喀拉哈里沙漠以及马达加斯加岛等地区。

评注

　　与南非钩麻同样被用作非洲魔鬼爪的来源品种还有同属植物蔡赫钩麻 *Harpagophytum zeyheri* Decne 的块根，研究证明二者含有类似化学成分。

　　非洲魔鬼爪作为一种非洲民间传统草药，在治疗各种风湿病、关节疼痛及炎症方面显示出较好的作用及安全性，并得到广泛的应用。

药用历史 非洲魔鬼爪为非洲南部地区传统应用的一种民间草药，20世纪初，引入欧洲被作为关节炎等症的止痛和抗炎药物使用。"非洲魔鬼爪"之名称来源于其果实特殊的形态，由于该植物的钩状果实上长有几排弯曲的臂，每只臂上又有多个向后弯曲的钩刺，形似"魔鬼的爪子"，故而得名。《欧洲药典》（第5版）和《英国药典》（2002年版）收载本种为非洲魔鬼爪法定原植物来源种。主产于喀拉哈里沙漠地区。

疗 效 药理研究表明，南非钩麻具有止痛、抗炎、助消化等作用。民间经验认为非洲魔鬼爪有抗风湿性疼痛的功效。

有效成分 南非钩麻主要含有环烯醚萜苷类成分。另含生物碱类、苯乙醇苷类和黄酮类成分。《欧洲药典》和《英国药典》采用高效液相色谱法测定，规定非洲魔鬼爪中哈帕酯苷的含量不得少于1.2％，以控制药材质量。

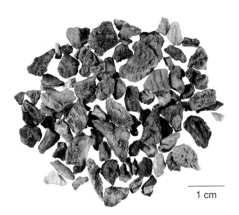

1 cm

药材：南非钩麻 Harpagophyti Radix

动物实验研究发现，非洲魔鬼爪水提物口服给药时无抗炎作用，提示其中有效成分可被胃酸分解，因此在临床使用时可制成肠溶片或注射剂以保持药效。

非洲魔鬼爪中所含的环烯醚萜苷类成分具有强烈而刺激的苦味，胃及十二指肠溃疡患者、胆结石患者不宜服用。

洋常春藤
Yangchangchunteng

英文名 English ivy
学　名 *Hedera helix* L.

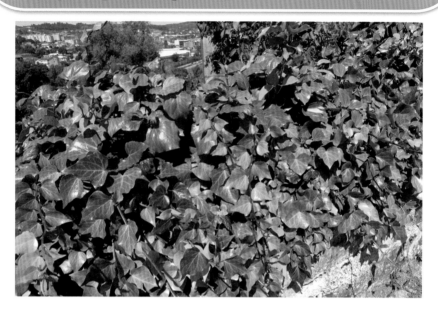

来　源　五加科（Araliaceae）植物洋常春藤 *Hedera helix* L.，其干燥叶入药。药用名：常春藤叶。

产　地　常春藤属（*Hedera*）植物全世界约有5种，分布于亚洲、欧洲和非洲北部。该属中国有2种，现供药用者1种。本种分布于欧洲温带地区、亚洲中部和北部；北美洲有引种栽培，中国南方部分地区庭院有栽培供观赏用。

评注

　　洋常春藤是欧美常见的观赏植物，攀缘于山坡、岩石、墙壁和树上。但是本植物所含的镰叶芹醇等多炔类成分为皮肤致敏成分，可能导致严重的接触性皮肤炎，大量服用洋常春藤叶还会导致窒息死亡，应引起重视。

药用历史 在古罗马文献中曾提到洋常春藤可供药用，欧洲民间医生也曾将洋常春藤用作通便剂、驱虫剂和发汗剂。《欧洲药典》(第5版)收载本种为常春藤叶的法定原植物来源种。主产于欧洲。

疗 效 药理研究表明，洋常春藤具有解痉、抗肿瘤、抗炎、抗病原微生物、抗利什曼原虫、抗氧化等作用。民间经验认为常春藤叶具有祛痰和解痉的功效。

有效成分 洋常春藤主要含三萜及三萜皂苷类、黄酮类等成分。《欧洲药典》采用高效液相色谱法测定，规定常春藤叶中常春藤皂苷C的含量不得少于3.0%，以控制药材质量。

有研究综述对洋常春藤叶制剂（滴剂、栓剂、糖浆剂）的有效性进行了系统评价，初步认为这些制剂能改善慢性支气管哮喘患儿的呼吸功能。

洋葱
Yangcong

英文名 Onion
学　名 *Allium cepa* L.

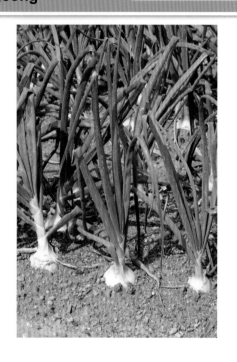

来　源　百合科（Liliaceae）植物洋葱 *Allium cepa* L.，其鳞茎入药。药
用名：洋葱。

产　地　葱属（*Allium*）植物全世界约有500种，分布于北半球。中国
有110种，本属现供药用者约13种。本种原产于亚洲西部，在全世界均
广泛种植。

评注
　　中国的自然环境十分适合洋葱的生长。洋葱除食用价值外，还有明显的药理作
用，目前已经有脱水洋葱粉等产品。

药用历史　据古代碑刻记载，埃及人使用洋葱的历史已有5000余年。由于洋葱具有强烈刺激性气味，在中世纪时期，欧洲普遍用洋葱防治瘟疫传染。欧洲民间医生也将洋葱与蒜在牛奶中混和烹饪，用于清除充血。洋葱被印度草医广泛运用，通常是将洋葱汁与蜂蜜、姜汁、印度酥油混合，治疗疾病。19世纪至20世纪初，美洲草医用洋葱糖浆治疗咳嗽和支气管病，用洋葱酊治疗肾结石和肾水肿。洋葱入中药见于《岭南杂记》。主产于美国。

疗　效　药理研究表明，洋葱具有抗菌、降血脂、降血糖、抗血栓、抗肿瘤、抗氧化等作用。民间经验认为洋葱具有开胃消食、预防动脉粥样硬化的功效。中医理论认为洋葱具有健胃理气，解毒杀虫的功效。

有效成分　洋葱主要含有含硫化合物、黄酮类、花色素类、含硒氨基酸类成分等。

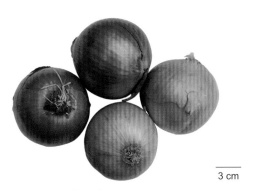

3 cm

药材：洋葱 Allii Cepae Bulbus

秋水仙
Qiushuixian

英文名 Autumn crocus
学　名 *Colchicum autumnale* L.

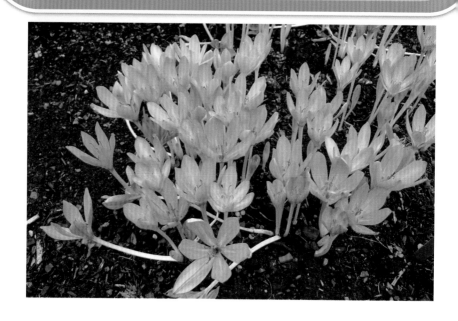

来　源　百合科（Liliaceae）植物秋水仙 *Colchicum autumnale* L.，其新
鲜或干燥球茎入药。药用名：秋水仙。其干燥种子、新鲜花亦可入药，
药用名：秋水仙子、秋水仙花。

产　地　秋水仙属（*Colchicum*）植物全世界约有65种，分布于欧洲和
亚洲。本种分布于英国及欧洲大部分地区。中国云南有引种栽培。

评注

秋水仙已较少直接使用，主要用于提取秋水仙碱。《欧洲药典》（第5版）、《英国药
典》（2002年版）、《美国药典》（第28版）和《中国药典》（2015年版）均收载秋水仙碱。
由于秋水仙碱的用量较大，现多为化学合成品。

秋水仙是有毒植物，其毒性成分和有效成分均为秋水仙碱。秋水仙碱在治疗剂量

药用历史 秋水仙球茎入药始载于《伦敦药典》（1618年版），种子入药始载于《伦敦药典》（1824年版）。主产于英国、波兰、捷克、荷兰、塞尔维亚和黑山共和国。

疗 效 药理研究表明，秋水仙具有抗炎、镇痛、抗纤维化、抗肿瘤等作用。民间经验认为秋水仙具有抗炎、驱风止痛和缓解地中海热等功效。

有效成分 秋水仙的种子、球茎和花均主要含生物碱类成分，秋水仙碱为指标性成分，也是特征性成分。可通过测定秋水仙碱的含量来控制药材的质量。

下也易发生胃痛、腹泻、恶心、呕吐等副作用，偶有胃肠道出血发生。长期服用可见肝肾损伤、脱发、周边神经炎、肌病、骨髓损伤等。秋水仙碱也是一种神经毒性药物。秋水仙碱对急性痛风性关节炎具有选择性的消炎作用，对一般的疼痛、炎症及慢性痛风均无明显效果，加上其毒性较大，使用时应多加注意。

红车轴草
Hongchezhoucao

英文名 Red clover
学 名 *Trifolium pratense* L.

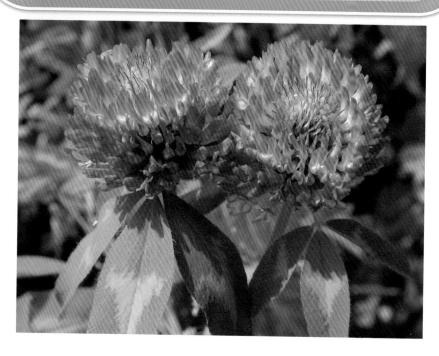

来　源　豆科（Leguminosae）植物红车轴草 *Trifolium pratense* L.，其干燥花序入药。药用名：红车轴草。

产　地　车轴草属（*Trifolium*）全世界约250种，主要分布于欧亚大陆、非洲、南北美洲的温带，以地中海区域为中心。中国有13种、1变种，本属现供药用者约3种。原产于欧洲中部，后引种到世界各国，在中国南北省区均有种植。

评注

　　在欧洲天然药物市场上，红车轴草制剂已成为一种畅销的妇女保健用药。以红车轴草提取物为主要成分的保健食品也在欧洲和美国热销。目前中国对红车轴草的研究刚刚起步。

药用历史 美洲印第安人最早使用红车轴草治疗皮肤病，后英国民间将红车轴草的花序用于祛痰、治感冒、利尿和消炎，外用治疗脓肿、烧伤和眼疾等。《英国草药典》（1996年版）和《美国药典》（第28版）收载本种为红车轴草的法定原植物来源种。世界各国均产。

疗 效 药理研究表明，红车轴草具有雌激素样作用以及抗骨质疏松、抗肿瘤、提高免疫功能、抗氧化、心脏保护等作用。民间经验认为红车轴草具有提供植物雌激素、抗肿瘤、保护心脏的功效；中医理论认为红车轴草具有清热止咳、散结消肿的功效。

有效成分 红车轴草主要含异黄酮类、黄酮类和挥发油类成分。《美国药典》采用高效液相色谱法测定，规定红车轴草中总异黄酮含量以黄豆苷元、染料木素、芒柄花素、鹰嘴豆素A之和计不得少于0.50%，以控制药材质量。

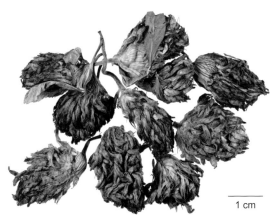

药材：红车轴草 Trifolii Pratensis Flos

红花
Honghua

英文名 Safflower
学　名 *Carthamus tinctorius* L.

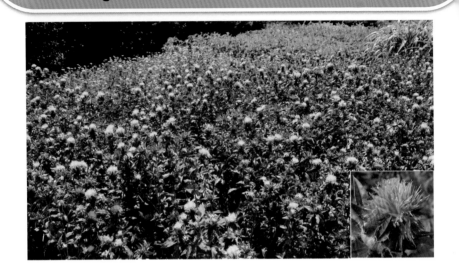

来　源　菊科（Asteraceae）植物红花 *Carthamus tinctorius* L.，其干燥花入药，药用名：红花；其种子精制的脂肪油入药，药用名：红花油。

产　地　红花属（*Carthamus*）植物全世界约有20种，分布于中亚、西南亚和地中海地区。中国有2种，现供药用者1种。本种原产于中亚地区，俄罗斯有野生也有栽培，日本、朝鲜半岛广泛栽培；中国东北、河南、河北、华东、西北、西南等地有引种栽培，山西、甘肃、四川亦有野生者。

药用历史　红花最早是被当成红色和黄色染料，用于纺织物的上色和制作化妆品。红花提取物曾用于染制包裹木乃伊的布匹，民间以红花泡茶饮用来退烧和发汗。在中国，"红花"药用之名，始载于《图经本草》；《开宝本草》中名"红蓝花"，历代本草多有著录。《美国药典》(第28版)

评注

　　红花是一种多用途的综合资源植物，有很高的经济价值。除药用外，红花还可用作染料、食品、化妆品的天然色素添加剂；红花油富含不饱和脂肪酸，已在欧美国家普遍用作食用烹调油，红花籽饼粕还可用作饲料。

收载本种为红花油的法定原植物来源种。《中国药典》(2015年版)收载本种为红花的法定原植物来源种。主产于伊朗、印度西北部、非洲、远东地区、北美洲等，中国河南、四川、新疆、安徽、江苏、浙江等省区亦产。

疗 效 药理研究表明，红花具有抗血小板聚集、抗血栓形成、抗动脉粥样硬化、抗缺血所致损伤、保护肾功能、抗氧化、抗肿瘤、抗骨质疏松、调节免疫等作用。民间经验认为红花具有兴奋、泻下、止汗、通经、祛痰等功效；中医理论认为红花具有活血通经，祛瘀止痛的功效。

有效成分 红花主要含黄酮类成分。羟基红花黄色素A、红花黄色素B和红花红色素为花中所含的主要色素成分，有显著的生理活性；种子中所含脂肪酸、5-羟色胺衍生物等亦为其主要的生理活性成分。《美国药典》采用气相色谱法测定，规定红花油酯化后脂肪酸酯的峰面积百分率分别为棕榈酸酯2.0% ~ 10%，硬脂酸酯1.0% ~ 10%，油酸酯7.0% ~ 42%，亚油酸酯72% ~ 84%；《中国药典》采用高效液相色谱法测定，规定红花中羟基红花黄色素A的含量不得少于1.0%，山柰酚的含量不得少于0.050%，以控制药材质量。

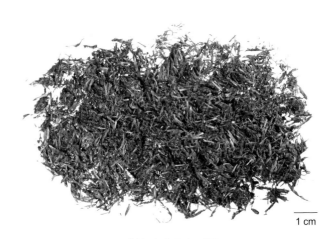

1 cm

药材：红花 Carthami Flos

美黄芩

Meihuangqin

英文名 Scullcap
学　名 *Scutellaria lateriflora* L.

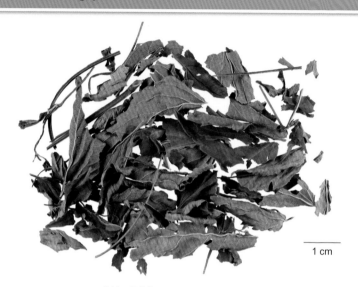

1 cm

药材：美黄芩 Scutellariae Lateriflorae Herba

来　源　唇形科（Labiatae）植物美黄芩 *Scutellaria lateriflora* L.，其干燥地上部分入药。药用名：美黄芩。

产　地　黄芩属（*Scutellaria*）植物全世界300多种，世界广布，但热带非洲少见。中国约有100种，本属现供药用者达20余种。本种原产于北美洲，现欧洲广泛栽培。

评注

　　美黄芩传统作为镇静剂用于癫痫大发作、舞蹈病、癔症、失眠、神经紧张、痉挛和其他神经紊乱疾病的治疗。

　　美黄芩尽管在北美洲已长期使用，但关于美黄芩的研究较少。中药黄芩来源于黄

药用历史　美黄芩为北美洲传统草药，已有200余年的药用历史，后因治疗狂犬病十分有效而受到重视。1916年之前的近55年中，美黄芩一直被《美国药典》收载作为镇定剂使用。《英国草药典》（1996年版）收载本种为美黄芩的法定原植物来源种。主产于美国。

疗　效　药理研究表明，美黄芩具有镇静、解痉、抗炎等作用。民间经验认为美黄芩具有滋补和镇静的功效。

有效成分　美黄芩主要含有黄酮类、二萜类、挥发油类成分。其中，黄酮类化合物是主要的活性成分。《英国草药典》规定美黄芩中水溶性浸出物不得少于15%，以控制药材质量。

芩 *Scutellaria baicalensis* Georgi 的干燥根。黄芩有较强的抗菌、抗炎作用，在中国已得到了很好的研究应用。

香荚兰
Xiangjialan

英文名 Vanilla
学　名 *Vanilla planifolia* Jacks.

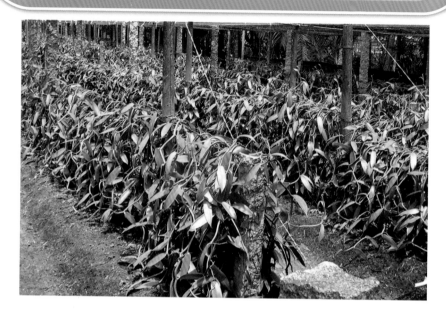

来　源　兰科（Orchidaceae）植物 *Vanilla planifolia* Jacks.，其未成熟荚果经过处理后入药。药用名：香荚兰豆。

产　地　香荚兰属（*Vanilla*）植物全世界约有70种，分布于全球热带地区。中国有2～3种，分布于云南、福建、广东、台湾等地区。本种原产于墨西哥等中美洲国家，在毛里求斯、塞舌尔群岛、马达加斯加、印度尼西亚等有引种栽培。

评注

《美国药典》还收载同属植物塔希提香荚兰 *Vanilla tahitensis* J. W. Moore 为香荚兰豆的法定原植物来源种。

香荚兰中的部分香味成分，已经可以工业合成。

药用历史 墨西哥的阿兹台克人最早使用香荚兰作利尿剂和血液净化剂。公元1520年，西班牙探险家把香荚兰从墨西哥带到欧洲，19世纪开始商品化种植。在欧洲，香荚兰被用来治疗癔病、抑郁症、阳痿、虚热和风湿病。《美国药典》(第28版)收载本种为香荚兰豆的法定原植物来源种。世界香荚兰产地目前主要集中在马达加斯加、印尼和科摩罗。

疗 效 药理研究表明，香荚兰具有抗癫痫、抗突变、抗氧化、抗菌、抗肿瘤、降血脂等作用。民间经验认为香荚兰具有强心、补脑、健胃的功效。

有效成分 香荚兰主要含挥发油和糖苷类成分。《美国药典》规定香荚兰豆中醇溶性浸出物含量不得少于12%，以控制药材质量。

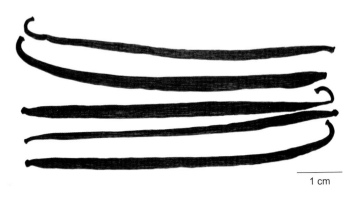

1 cm

药材：香荚兰 Vanillae Fructus

香荚兰自20世纪60年代引种到中国以来，已经在海南和云南发展到一定规模。但是香荚兰有性繁殖能力弱，必须进行人工授粉才能结荚；抗病性弱，抗低温能力差等问题限制了其规模化种植。

香蜂花
Xiangfenghua

英文名 Lemon balm
学　名 *Melissa officinalis* L.

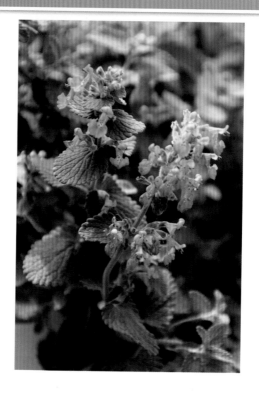

来　源　唇形科（Labiatae）植物香蜂花 *Melissa officinalis* L.，其干燥的叶入药。药用名：香蜂花叶。

评注

　　香蜂花精油制品具清新香甜的柠檬香气，因其镇静安神、舒经止痛的功效而深受女性的喜爱，经济价值较高。

　　中国同属植物蜜蜂花 *Melissa axillaris*（Benth.）Bakh. f. 以全草入药，在四川省峨眉

产　地　蜜蜂花属（*Melissa*）植物全世界约4种，分布于欧洲（西至大西洋沿岸）及亚洲（南至印度尼西亚）。中国有4种，其中本种为引种栽培，主要分布于西南地区，本属现供药用者1种。本种原产于俄罗斯、伊朗至地中海及大西洋沿岸，现欧洲和中国广为栽培。

药用历史　香蜂花入药，始载于公元1世纪迪奥斯可里德斯（Dioscorides）的《药物论》和老普林尼（Pliny the Elder）的著作中，书中记载香蜂花可泡成药酒用于治疗外伤和虫蛇叮咬。《欧洲药典》（第5版）和《英国药典》（2002年版）收载本种为香蜂花叶的法定原植物来源种。主产于保加利亚、罗马尼亚和西班牙等欧洲国家。

疗　效　药理研究表明，香蜂花具有松弛平滑肌、抗菌、抗焦虑等作用。民间经验认为香蜂花叶具有镇静、抗病毒、健胃等功效。

有效成分　香蜂花叶主要含酚酸类、挥发油和黄酮类成分等。《欧洲药典》和《英国药典》采用紫外分光光度法测定，规定香蜂花叶中羟基肉桂酸衍生物含量以迷迭香酸计不得少于4.0%，以控制药材质量。

山市用于治疗血衄及痢疾，在云南用于治疗蛇咬伤。

香蜂花除作为药用之外，还可作为沐浴、薰香、泡茶、炖汤、生食、腌渍、酱料的原料。因其全株可散发出浓郁的柠檬香气，能使人镇静、愉悦。

夏栎
Xiali

英文名 Oak
学　名 *Quercus robur* L.

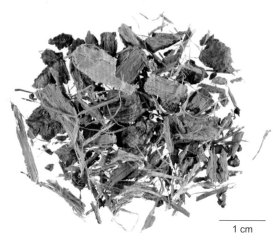

1 cm

药材：夏栎 Quercus Cortex

来　源　壳斗科（Fagaceae）植物夏栎 *Quercus robur* L.，其干燥的幼枝树皮入药。药用名：栎树皮。

产　地　栎属（*Quercus*）植物全世界约300种，广布于亚洲、非洲、欧洲、美洲。中国有51种、14变种、1变型，多为森林中的重要树种，本属现供药用者约7种、1变种。本种原产欧洲法国、意大利等地，广布于欧洲、小亚细亚和高加索地区，中国新疆、北京、山东等地也有引种栽培。

评注

　　《欧洲药典》和《英国药典》还收载同属植物无梗花栎 *Quercus petraea*（Matt.）Liebl. 和绒毛栎 *Q. pubescens* Willd. 为栎树皮的法定原植物来源种。

　　夏栎的果实为坚果，为一杯状外壳所保护，被称为壳斗，容易识别。夏栎是欧洲

药用历史 历史上，英国人用栎树皮汤剂和酊剂治疗肺、咽喉和肠道疾病；希腊人和罗马人利用栎树皮的收敛作用，治疗出血、间歇性发热、痢疾。栎树皮也被用作为含漱剂，治疗慢性咽喉痛；用作阴道洗液，治疗白带增多。《欧洲药典》（第5版）和《英国药典》（2002年版）收载本种为栎树皮的法定原植物来源种。主产于东欧和东南欧国家。

疗 效 药理研究表明，夏栎树皮具有抗氧化、抗炎、抗菌、抗病毒、抗溃疡等作用。民间经验认为栎树皮具有收敛、抗病毒的功效。

有效成分 夏栎含有儿茶素类、可水解鞣质类、三萜类等成分。《欧洲药典》和《英国药典》采用紫外分光光度法测定，规定栎树皮中多酚的含量以连苯三酚计不得少于3.0%，以控制药材质量。

传统制作酒桶的树种之一，大概有20种栎属植物适合用于制造酒桶，常见的包括欧洲的夏栎和北美的白栎 *Q. alba* L.。夏栎的木材耐用坚固，在造船业也广为应用。

库拉索芦荟

Kulasuoluhui

英文名 Aloe
学　名 *Aloe vera* L.

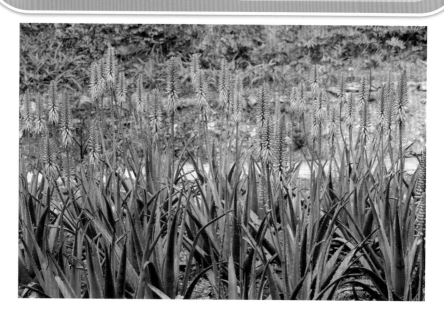

来　源　百合科（Liliaceae）植物库拉索芦荟 *Aloe vera* L.（ *A. barbadensis* Mill.），其叶汁浓缩干燥物入药。药用名：芦荟。

产　地　芦荟属（ *Aloe* ）植物全世界约200种，主要分布于非洲，特别是非洲南部干旱地区，亚洲南部也有。中国产1种，且供药用，为本种的变种，南方各省区和温室常见栽培，海南省等地区已大量种植。本种原产于非洲北部地区，现全世界众多地区均有栽培。

评注

　　同属植物好望角芦荟 *Aloe ferox* Mill. 及其他近缘植物亦被多国药典收载为芦荟的法定原植物来源种。好望角芦荟与库拉索芦荟的化学成分及药理作用相似，但商品流通量不及库拉索芦荟。库拉索芦荟习称"老芦荟"，好望角芦荟习称"新芦荟"。

108

药用历史　公元前4000多年埃及庙宇中已有芦荟的壁雕出现。芦荟作药用，载于公元前15世纪埃及的医学著作 *The Egyptian Book of Remedies*。公元6世纪，阿拉伯商人将芦荟带到了亚洲；公元16世纪，西班牙人渐渐将芦荟从地中海区域传播到世界各地。直到20世纪30年代，芦荟开始在临床上用于放射性皮炎的治疗。在中国，芦荟以"卢会"药用之名，始载于唐《药性论》。历代本草多有著录，自古以来作药用者系芦荟属多种植物。《欧洲药典》（第5版）、《英国药典》（2002年版）、《美国药典》（第28版）和《中国药典》（2015年版）收载本种为芦荟的法定原植物来源种之一。主产于荷兰安地列斯群岛。

疗　效　药理研究表明，库拉索芦荟具有促进组织愈合、抗溃疡、抗菌、抗炎、抗肿瘤等作用。民间经验认为芦荟有泻下和促进伤口愈合的功效。中医理论认为芦荟具有清肝，泻下，杀虫的功效。

有效成分　库拉索芦荟活性成分主要为两类，一类是蒽醌类成分，为通便和抗肿瘤的主要成分；另一类是叶肉中的葡聚糖类成分，为促进伤口愈合及组织再生、提高免疫力及美容的主要成分。《欧洲药典》和《英国药典》采用分光光度法测定，规定芦荟中羟基蒽醌衍生物含量以芦荟苷计不得少于28%；《美国药典》规定芦荟中水溶性浸出物含量不得少于50%，《中国药典》采用高效液相色谱法测定，规定库拉索芦荟中芦荟苷含量不得少于16%，以控制药材质量。

芦荟属植物具有多种显著的药理活性，被称为神奇的植物，不仅用于医疗、还用于护发生发，防晒护肤等，还可作为保健食品及健康饮料的配料。

海滨木巴戟
Haibinmubaji

英文名 Noni

学 名 *Morinda citrifolia* L.

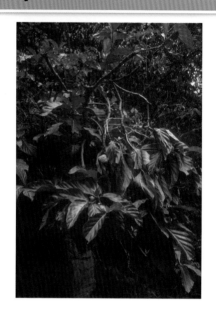

来　源　茜草科（Rubiaceae）植物海滨木巴戟 *Morinda citrifolia* L.，其果实入药。药用名：诺丽果。

产　地　巴戟天属（*Morinda*）植物全世界约102种，分布于热带、亚热带和温带地区。中国约有26种、1亚种、6变种，本属现供药用者约5种。本种原产于美洲，分布自印度和斯里兰卡，经中南半岛，南至澳洲北部，东至波利尼西亚等广大地区及其海岛。中国海南岛、西沙群岛及台湾等地有分布。

评注

除果实外，海滨木巴戟的叶、根也可入药，具有清热解毒的功效；主治痢疾，口疮，肺结核。

海滨木巴戟的果实称诺丽果，因这种常绿植物一年四季都开花，又有四季果之称。古代波利尼西亚人在南太平洋群岛大溪地拓垦时，如遇身体不适，就直接榨取诺

药用历史 海滨木巴戟作药用已有超过2000年的历史，波利尼西亚人（Polynesians）将海滨木巴戟用于抗菌、抗病毒、驱虫和增强免疫。主产于南太平洋地区、印度、加勒比海、北美和西印度群岛。

疗　效 药理研究表明，海滨木巴戟具有抗肿瘤、抗氧化、抗炎、抗高血压、镇痛等作用。民间经验认为诺丽果具有抗肿瘤、降血糖的功效。

有效成分 海滨木巴戟主要含蒽醌类、环烯醚萜类成分等。

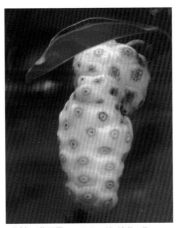

药材：诺丽果 Morindae Citrifoliae Fructus

丽果汁液饮用，缓解不适症状。现代研究表明，诺丽果可提供人体所需蛋白质、维生素和矿物质等多种营养素。

　　现市售有诺丽果汁等健康产品，中国海南等地已有引种栽培。

乌饭树
Wufanshu

英文名 Sea bilberry
学　名 *Vaccinium bracteatum* Thunb.

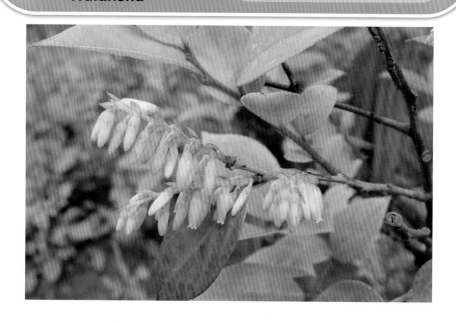

来　源　杜鹃花科（Ericaceae）植物乌饭树 *Vaccinium bracteatum* Thunb.，其干燥叶或枝叶、干燥成熟果实入药。中药名：南烛叶、南烛子。

产　地　越橘属（Vaccinium）植物全世界约有450种，分布于北半球温带、亚热带，美洲和亚洲的热带山区，少数分布于非洲南部、马达加斯加岛，但非洲热带高山和热带低地不产。中国约有91种、24变种、2亚种，本属现供药用者约10种。本种主要分布于中国华东、华中、华南至西南地区，台湾也有分布。朝鲜半岛、日本、马来半岛、印度尼西亚等地亦有分布。

评注

　　乌饭树叶为中国江南民间传统的保健食品。当地居民习惯在农历四月初八当天，将乌饭树叶捣成汁，用汁将大米染成黑色，制作糕团，作为佛诞节的点心。乌饭树叶和果实的营养丰富，具有抗衰老、抗氧化等多种药理活性。

药用历史 乌饭树以"南烛"药用之名，始载于《开宝本草》，以"南烛子"药用之名，始载于《本草纲目》。历代本草多有著录，古今药用品种一致。主产于江苏、浙江和长江以南各地。

疗　效 药理研究表明，乌饭树叶具有抗疲劳、改善视力、抗氧化等作用。中医理论认为南烛叶具有益肠胃，养肝肾等功效。南烛子具有补肝肾，强筋骨，固精气，止泻痢等功效。

有效成分 乌饭树的叶含三萜类、环烯醚萜苷类和黄酮类成分。

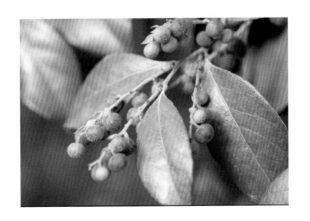

　　乌饭树叶富含黑色素，研究表明，乌饭树叶黑色素对自然光、食盐和糖等影响因素稳定，对蛋白质、毛发、淀粉、酱油和沙拉油的着色能力强，可作为天然色素用于食品加工业中。

琉璃苣
Liuliju

英文名 Borage

学 名 *Borago officinalis* L.

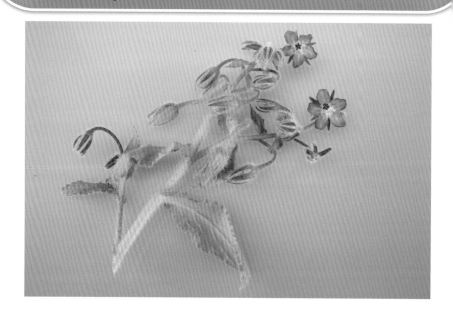

来　源　紫草科（Boraginaceae）植物琉璃苣 *Borago officinalis* L.，其干燥全草或种子油入药。药用名：琉璃苣或琉璃苣油。

产　地　琉璃苣属（*Borago*）植物全世界有5种，分布于非洲西北部及科西嘉岛、萨丁尼亚岛和塔斯卡尼群岛。中国引种本种，供药用。本种原产于地中海地区，现美国、欧洲和亚洲均有栽培。

评注
　　琉璃苣油富含γ-亚麻酸，被广泛应用作为食品补充剂；但同时琉璃苣含有具肝毒性和致癌作用的吡咯里西啶类生物碱。γ-亚麻酸在不同的野生和栽培琉璃苣品种

公元16世纪约翰·热拉尔（John Gerard）在其著作中记载琉璃苣的叶和花泡酒可使人兴奋，驱除悲伤、沉闷和忧郁。《欧洲药典》（第5版）收载本种为琉璃苣油的法定原植物来源种。主产于欧洲和美国。

疗　效 药理研究表明，琉璃苣具有抗氧化、降血压、免疫调节等作用。民间经验认为琉璃苣可用于治疗支气管疾病，用作抗炎剂治疗胃和膀胱疾病，也用作收敛剂。

有效成分 琉璃苣含有吡咯里西啶类生物碱、脂肪酸和酚酸类成分等，其中γ-亚麻酸为主要的有效成分。《欧洲药典》以酸价、过氧化值和脂肪酸的组成等为指标，控制精制琉璃苣油质量。

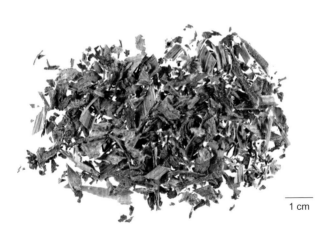

1 cm

药材：琉璃苣 Boraginis Herba

种子油中，其含量变化从8.7%到29%。有报道茄科茄参属植物秋茄参 *Mandragora autumnalis* Bertol. 被错误当作本种使用而发生中毒事件。

粉色西番莲
Fense xifanlian

英文名 Passion flower
学　名 *Passiflora incarnata* L.

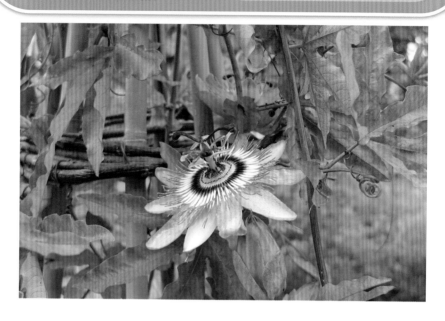

来　源　西番莲科（Passifloraceae）植物粉色西番莲 *Passiflora incarnata* L.，其干燥地上部分入药。药用名：西番莲。

产　地　西番莲属（*Passiflora*）植物全世界约有400种，约90%的种类产于热带美洲，其余种类主要产于亚洲热带地区。中国约19种，本属现供药用者约有9种、1变种。本种分布从美国南部至阿根廷和巴西；欧洲各国常引种栽培作为庭院观赏植物。

评注

　　在西番莲属数百种植物中，只有本种作为有悠久历史的镇静药而广泛使用。印度科学家从粉色西番莲甲醇提取物中分离得到了一种苯并黄酮类成分，暂称为 benzoflavone（BZF），被认为是粉色西番莲的代表性生理活性成分，但没有公布其准确

药用历史 粉色西番莲的药用历史悠久，1787年德国出版的拉丁文著作 *Materia Medica Americana* 中提到，本植物可用于治疗老年人的癫痫病。在欧洲，西番莲还被用于治疗疼痛、失眠、歇斯底里症、哮喘等。《欧洲药典》（第5版）和《英国药典》（2002年版）收载本种为西番莲的法定原植物来源种。主产于北美、西印度群岛。

疗 效 药理研究表明，粉色西番莲具有抗焦虑、抗戒断症状、镇咳、平喘、改善性功能、抗炎等作用。民间经验认为西番莲具有镇静的功效。

有效成分 粉色西番莲主要含黄酮类成分，为其主要的活性成分。《欧洲药典》和《英国药典》采用紫外分光光度法测定，规定西番莲中含总黄酮以牡荆素计不得少于1.5%，以控制药材质量。

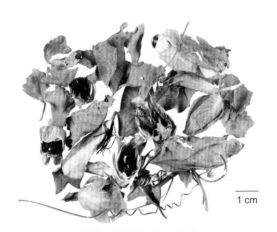

1 cm

药材：西番莲 Passiflorae Herba

的化学结构。

　　同属植物西番莲 *Passiflora coerulea* L.，在中国广西、江西、四川和云南等地有栽培。

脂麻
Zhima

英文名 Sesame
学　名 *Sesamum indicum* L.

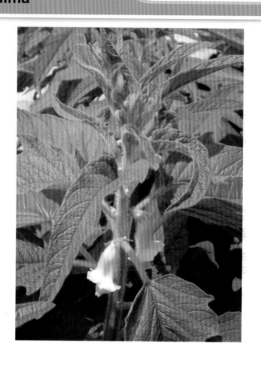

来　源　胡麻科（Pedaliaceae）植物脂麻 *Sesamum indicum* L.，其精制种子油入药，药用名：精制芝麻油；其干燥成熟种子入药，药用名：黑芝麻。

产　地　胡麻属（*Sesamum*）植物全世界约30种，分布于热带非洲和亚洲。中国栽培1种，供药用。本种原产印度，中国汉代引入，古称胡麻，现在通称脂麻。目前许多国家都有栽培。

评注

　脂麻种子有黑白两种之分，黑者称黑脂麻，种子称黑芝麻；白者称白脂麻，种子称白芝麻。仅黑芝麻入药，白芝麻通常作食品。

药用历史 自古以来，非洲、地中海各国、中东和印度等欧亚大陆的国家就开始运用脂麻。在13世纪马可波罗的记载中，他曾经观察到波斯人除了将芝麻油用于烹调，还用于按摩身体、照明、医疗等。在中国，脂麻以"胡麻"药用之名，始载于《神农本草经》。《欧洲药典》(第5版)、《英国药典》(2002年版)、《美国药典》(第28版)和《日本药局方》(第16版)均收载本种为精制芝麻油的法定原植物来源种。《中国药典》(2015年版)收载本种为中药黑芝麻和麻油的法定原植物来源种。印度及中国的脂麻产量约占全世界的一半。

疗　效 药理研究表明，脂麻具有抗氧化、降血脂、抗炎、抗肿瘤、抗高血压、降血糖等作用。民间经验认为黑芝麻和精制芝麻油具有抗氧化、抗衰老的功效。中医理论认为黑芝麻具有补肝肾，益精血，润肠燥的功效。

有效成分 脂麻主要含木脂素类和脂肪酸类成分。《欧洲药典》和《英国药典》以折光指数、酸价、过氧化值、三酰甘油的组成等为指标，控制精制芝麻油质量。

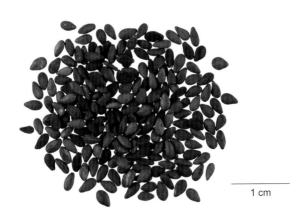

1 cm

药材：脂麻 Sesami Indici Semen

臭椿
Chouchun

英文名 Tree of heaven
学　名 *Ailanthus altissima* (Mill.)
Swingle

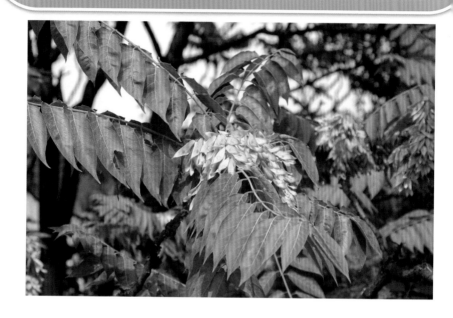

来　源　苦木科（Simaroubaceae）植物臭椿 *Ailanthus altissima* (Mill.)
Swingle，其干燥根皮或干皮入药。药用名：椿皮。

产　地　臭椿属（*Ailanthus*）植物全世界约有10种，分布于亚洲至大洋
洲北部。中国约有5种、2变种，主要分布于西南部、南部、东南部、中
部和北部各省区。本属现供药用者1种、1变种。本种世界各地广为栽培。

评注
　　臭椿除根皮或干皮供药用外，其果实和树叶亦入药，药用名分别为凤眼草和樗
叶，功能与椿皮相似。
　　臭椿所含的苦木素类成分和生物碱类成分目前主要用作抗肿瘤药，在子宫颈癌、

药用历史 臭椿属植物的树叶药用在印度古医学著作 *Charaka* 中已有记载。在中国，臭椿以"樗白皮"药用之名，始载于《药性论》。历代本草多有著录，古今药用品种一致。《中国药典》（2015年版）收载本种为中药椿皮的法定原植物来源种。主产于中国浙江、河北、江苏、湖北及天津、北京，以浙江、河北产量大；此外，广东、陕西、福建、山西等地亦产。

疗 效 药理研究表明，臭椿的根皮和干皮具有抗肿瘤、抗结核、抗菌、抗病毒、抗疟等作用。民间经验认为椿皮具有治疗痛经、腹泻、痢疾等疾病的功效。中医理论认为椿皮具有清热燥湿，涩肠，止血，止带，杀虫的功效。

有效成分 臭椿主要活性成分为苦木素类和生物碱类成分，另含有香豆素类、黄酮类成分等。《中国药典》规定以药材性状、粉末鉴别、薄层色谱、浸出物控制药材质量。

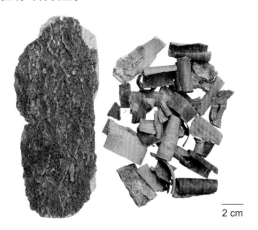

2 cm

药材．臭椿 Ailanthi Cortex

结肠癌、直肠癌等肿瘤的治疗方面具有良好的效果。此外，臭椿根水提物还有异株克生作用（Allelopathic activity），可抑制田间杂草的生长，活性成分为臭椿苦酮等苦木素类物质。

草木犀
Caomuxi

英文名 Sweet clover
学　名 *Melilotus officinalis* (L.) Pall.

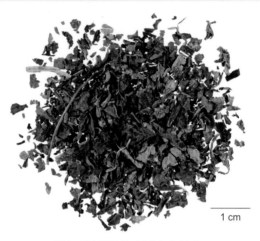

1 cm

药材：草木犀 Meliloti Officinalis Herba

来　源　豆科（Leguminosae）植物草木犀 *Melilotus officinalis* (L.) Pall.，其干燥带花地上部分入药。药用名：黄零陵香。

产　地　草木犀属（*Melilotus*）植物全世界有20余种，分布于欧洲地中海区域、东欧和亚洲。中国有4种、1亚种，均可供药用。本种在欧洲为野生杂草，分布于欧洲地中海东岸、中东、中亚和东亚地区，中国东北、华南、西南各地也有分布。

评注

　　《德国植物药专论》还收载同属植物 *Melilotus altissimus* Thuillier 为黄零陵香的原植物来源种。

　　草木犀除作药用外，还是常见的牧草。同属多种植物如白花草木犀 *M. alba* Medic.

药用历史 草木犀自古希腊时代已开始用于驱除体内毒素和消炎。《欧洲药典》(第5版)和《英国草药典》(1996年版)收载本种为黄零陵香的法定原植物来源种。主产于欧洲东部国家,中国等亚洲国家亦产。

疗 效 药理研究表明,草木犀具有抗炎、抗惊厥、改善血液循环、保护中枢神经系统、抗肿瘤等作用。民间经验认为黄零陵香具有保护静脉和愈伤的功效。中医理论认为黄零陵香具有止咳平喘,散结止痛的功效。

有效成分 草木犀的地上部分含香豆素类、黄酮类和三萜皂苷类成分等,其中香豆素类成分为主要有效成分。《欧洲药典》采用高效液相色谱法测定,规定黄零陵香中香豆精含量不得少于0.30%,《英国草药典》规定黄零陵香中水溶性浸出物不得少于25%,以控制药材质量。

Desr. 和细齿草木犀 *M. dentata*(Waldst. et Kit.)Pers.等均含丰富的蛋白质,是优良的牧草和饲料。该属植物根瘤菌固氮能力强,还可改善土质。

　　草木犀常为野生,腐烂的草木犀有毒,采摘后应鲜用或立即干燥。

茴芹
Huiqin

英文名 Anise
学　名 *Pimpinella anisum* L.

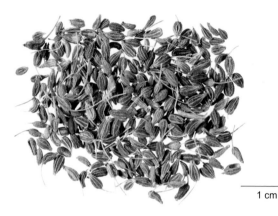

药材：茴芹 Pimpinellae Anisi Fructus

		1 cm

来　源　伞形科（Apiaceae）植物茴芹 *Pimpinella anisum* L.，其干燥成熟果实入药。药用名：茴芹子。

产　地　茴芹属（*Pimpinella*）植物全世界约有150种，分布于欧洲、亚洲和非洲，少数分布至美洲。中国约有39种，本属现供药用者约4种。本种原产于埃及等国，现广泛栽培于西班牙、土耳其、德国、意大利、俄罗斯、保加利亚等欧洲国家，中国（新疆）、日本、印度等亚洲国家，智利、墨西哥等美洲国家以及非洲北部。

评注
　　茴芹的果实和木兰科植物八角 *Illicium verum* Hook. f. 的果实（八角茴香（Star Anise））水蒸气蒸馏得到的挥发油均被《英国药典》和《美国药典》（第28版）收载为茴芹子油的法定原植物来源种。此两种挥发油虽然均以反式茴香醚为主要成分，但是其

药用历史 茴芹在埃及有4000余年的栽培历史；公元9世纪，茴芹在德国有栽培。茴芹传统用作利尿剂，用于治疗消化不良和牙痛。古希腊历史书籍亦记载了茴芹用于促进呼吸、缓解疼痛、利尿等作用。《欧洲药典》（第5版）和《英国药典》（2002年版）收载本种为茴芹子的法定原植物来源种。主产于埃及、土耳其和西班牙。

疗 效 药理研究表明，茴芹具有解痉、抗惊厥、调节雌激素水平、抗药物成瘾、利尿、抗氧化、抗病原微生物等作用。民间经验认为茴芹子具有祛痰、祛风的功效。

有效成分 茴芹主要含挥发油和多种水溶性苷类成分，也是其主要的活性成分。《欧洲药典》和《英国药典》采用挥发油测定法，规定茴芹子中挥发油含量不得少于20mL/kg，以控制药材质量。

植物来源不同，挥发油的组成成分不尽相同，应区分使用。

茴芹的经济价值较高，除药用外，亦是常用的食用香料，可用于饮料生产、酿酒、面包烤制等；在香水和制肥皂工业中亦有使用。

迷迭香
Midiexiang

英文名 Rosemary
学　名 *Rosmarinus officinalis* L.

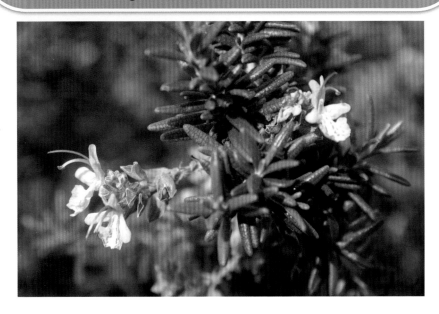

来　源　唇形科（Labiatae）植物迷迭香 *Rosmarinus officinalis* L.，其干燥叶入药。药用名：迷迭香叶。

产　地　迷迭香属（*Rosmarinus*）植物全世界约3种，均产自地中海地区。中国有1种，系本种，用于提取芳香原料及观赏用。本种原产于欧洲及北非地中海沿岸，现西班牙、葡萄牙、摩洛哥、南非、印度、中国、澳洲、英国、美国等国均有栽培。

评注

　　迷迭香是名贵的天然香料和世界普遍应用的草药，在欧洲草药中有重要地位。迷迭香叶富含挥发油，气味芳香浓郁，历史上用以保存肉类，现作为著名香料，多用于芳香疗法中。迷迭香油能振奋精神，舒缓精神疲劳，增强体质，增强肾上腺功能，增加记忆力，减轻肌肉酸痛，护理头皮和皮肤等。

药用历史 迷迭香药用历史悠久，自古希腊时代已开始作为益智药使用，印度阿育吠陀（Ayurvedic）和尤那尼（Unani）医学将其用于治疗神经紧张所致的消化不良以及偏头痛。在中国，"迷迭香"药用之名，始载于《本草纲目拾遗》，历代本草多有著录，古今药用品种一致。《欧洲药典》（第5版）和《英国药典》（2002年版）收载本种为迷迭香叶和迷迭香油的法定原植物来源种。主产于西班牙、摩洛哥等地中海国家。

疗　效 药理研究表明，迷迭香具有抗氧化、抗肿瘤、抗菌、抗炎、保肝等作用。民间经验认为迷迭香叶具有驱风、解痉、利胆、通经等功效。中医理论认为迷迭香具有发汗，健脾，安神，止痛的功效。

有效成分 迷迭香主要含挥发油和酚酸类成分，还含有黄酮类、二萜类和三萜类成分等。《欧洲药典》和《英国药典》采用水蒸气蒸馏法测定，规定迷迭香叶中挥发油含量不得少于12mL/kg；采用紫外可见分光光度法测定，规定迷迭香叶中羟基肉桂酸衍生物含量以迷迭香酸计不得少于3.0%，以控制药材质量。

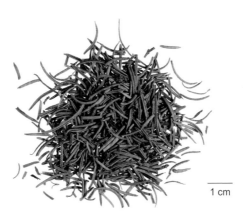

1 cm

药材：迷迭香 Rosmarini Folium

除药用价值外，迷迭香油还是香水、香皂、洗发水、空气清洁剂等化妆品和日用化工品的原料；同时还具有驱虫、驱蚊效果。迷迭香经蒸馏后的残渣提取物可作为天然防腐剂，用于油炸食品、酱油和肉类加工食品中。

马钱
Maqian

英文名 Nux vomica
学　名 *Strychnos nux-vomica* L.

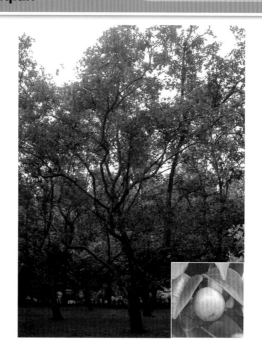

来　源　马钱科（Loganiaceae）植物马钱 *Strychnos nux-vomica* L.，以其干燥种子入药。中药名：马钱子。

产　地　马钱属（*Strychnos*）植物全世界约有190种，分布于热带和亚热带地区。中国约有10种、1变种，分布于西南部、南部及东南部，本属现供药用者约有7种。本种分布于中国福建、广东、香港、海南、广西、台湾等地；印度、斯里兰卡也有分布。

评注
　　《中国药典》（1990年版）亦收载同属植物长籽马钱 *S. pierriana* A. W. Hill.（亦称云南马钱）的种子作为马钱子药用，但因其资源短缺，未形成商品。
　　生马钱子被列入香港31种常见毒剧中药名单。两种主要活性成分士的宁和马钱子碱药

药用历史 马钱子以"番木鳖"药用之名，始载于《本草纲目》。《中国药典》（2015年版）收载本种为中药马钱子的法定原植物来源种。主产于中国福建、台湾、广东等地；印度、越南、缅甸、泰国、斯里兰卡等国亦产。

疗效 药理研究表明，马钱具有兴奋中枢、镇痛、抗炎、抗肿瘤、健胃等作用。中医理论认为马钱子具有通络止痛，散节消肿的功效。

有效成分 马钱属植物主要活性成分为生物碱类，其中士的宁和马钱子碱是其主要有效成分。《中国药典》采用高效液相色谱法测定，规定马钱子中士的宁含量应为1.2% ~ 2.2%，马钱子碱不得少于0.8%，以控制药材质量。

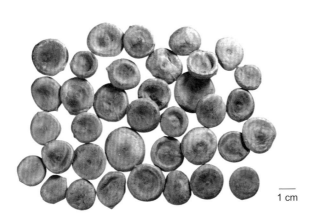

1 cm

药材：马钱子 Strychni Semen

理作用相似，但马钱子碱的疗效较士的宁差。研究表明，马钱子的炮制品中士的宁含量有所下降，而马钱子碱含量下降较明显，故通过炮制可起到减毒作用。

假叶树
Jiayeshu

英文名 Butcher's broom
学　名 *Ruscus aculeatus* L.

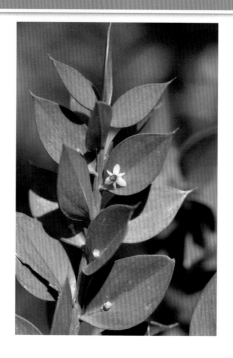

来　源　百合科（Liliaceae）植物假叶树 *Ruscus aculeatus* L.，其干燥根茎入药。药用名：花竹柏。

产　地　假叶树属（*Ruscus*）植物全世界约3种，分布于马德拉群岛、欧洲南部、地中海区域至俄罗斯高加索地区。本种原产于欧洲南部，中国已引入栽培供观赏。

评注

　　假叶树是一种奇特的观赏植物，因长有"假叶"而闻名。中国用假叶树做盆景，供观赏。假叶树原产于气候炎热干燥的地中海沿岸。叶逐渐退化为鳞片状，着生在"假叶"的基部；而代替叶进行光合作用的是叶状枝。

药用历史 欧洲民间医学将假叶树用作缓泻药和利尿药已经有近2000年的历史。假叶树根茎的水煎剂和酒剂传统用于治疗腹部不适、肾结石，以及骨折的辅助治疗。《欧洲药典》（第5版）和《英国药典》（2002年版）收载本种为花竹柏的法定原植物来源种。主产于欧洲地中海地区。

疗　效 药理研究表明，假叶树具有降低血管通透性、保护血管、抗炎、抗肿瘤、抗菌、利尿等作用。民间经验认为花竹柏具有改善静脉功能不全的功效。

有效成分 假叶树主要含固醇皂苷类、黄酮类和花青素类成分。《欧洲药典》和《英国药典》采用高效液相色谱法测定，规定花竹柏中总皂苷元含量以鲁斯可皂苷元计不得少于1.0%，以控制药材质量。

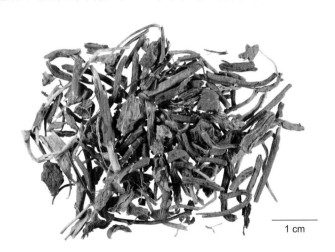

1 cm

药材：花竹柏 Rusci Aculeati Rhizoma

问荆
Wenjing

英文名 Horsetail
学　名 *Equisetum arvense* L.

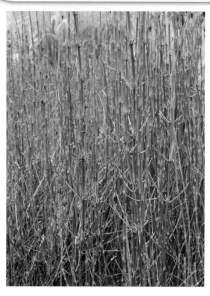
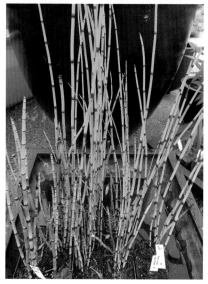

来　源　木贼科（Equisetaceae）植物问荆 *Equisetum arvense* L.，其干燥地上部分入药。中药名：问荆。

产　地　木贼属（*Equisetum*）植物全世界约有25种，全球广布。中国约有10种、3亚种，本属现供药用者约5种。本种分布于欧洲、北美洲、俄罗斯、喜马拉雅、日本、朝鲜半岛、土耳其、伊朗等地；在中国各地亦广泛分布。

评注

　　问荆是中小型蕨类植物，枝二型，其能育枝春季先萌发，孢子散落后能育枝枯萎；不育枝后萌发，高可达40cm，绿色，主枝有多个轮生分枝。夏季采集不育枝供药用。

　　问荆有两个化学型（Chemotype）：一个为亚洲和美洲型（Asian and American），另一

药用历史 "问荆"药用之名，始载于《本草纲目拾遗》。历代本草多有著录，古今药用品种一致。《欧洲药典》（第5版）和《英国药典》（2002年版）收载本种为问荆的法定原植物来源种。主产于中国黑龙江、吉林、辽宁、陕西、四川、贵州、江西、安徽等省区。

疗　效 药理研究表明，问荆具有抗菌、抗血小板聚集、松弛血管、镇痛、抗炎、镇静、抗惊厥、抗肝损伤、抗氧化、抗认知功能障碍、抑制 α - 葡萄糖苷酶、调血脂、利尿等作用。中医理论认为问荆具有止血，利尿，明目的功效。

有效成分 问荆主要含黄酮类、挥发油类、酚苷类、蕨素类成分等。

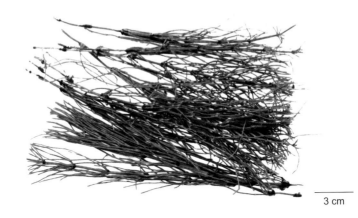

3 cm

药材：问荆 Equiseti Herba

个为欧洲型（European）。2个化学型均含槲皮素 -3-O-β-D- 吡喃葡萄糖苷，但亚洲和美洲型含木犀草素 -5-O-β-D- 葡萄吡喃糖苷，欧洲型不含；欧洲型含槲皮素 -3-O- 槐糖苷、芫花素 -4'-O-β-D- 吡喃葡萄糖苷、原芫花素 -4'-O-β-D- 吡喃葡萄糖苷，亚洲和美洲型不含。

啤酒花
Pijiuhua

英文名 Hops
学　名 *Humulus lupulus* L.

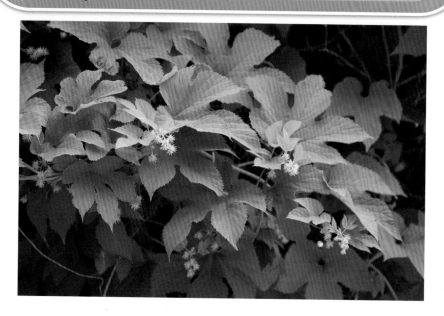

来　源　桑科（Moraceae）植物啤酒花 *Humulus lupulus* L.，其干燥雌花序入药。药用名：忽布。

产　地　葎草属（*Humulus*）植物全世界有4种，主要分布于北半球温带及亚热带地区。中国约有2种、1变种，均可供药用。本种原产欧亚大陆，现已逸生于北半球温带，澳洲、南非和南美温带地区；中国新疆、四川亦有分布，在中国各地均有栽培。

评注

　　啤酒花是重要的药用植物，有广泛的生理活性。其所含的hopein由去甲基黄腐醇异构化而形成，与17β-雌二醇的化学结构有相似性，被证实是有效的植物雌激素。

　　数百年来，啤酒花一直是酿造啤酒的关键原料之一，赋予了啤酒独特的香气和苦

药用历史　啤酒花已有一千多年的栽培历史，主要用于啤酒酿造工业。啤酒花传统用作利尿剂，用于治疗肠绞痛、肺结核和膀胱炎。啤酒花酿造后的残渣用于沐浴，具有恢复精力和治疗妇科疾病作用。《欧洲药典》（第5版）和《英国药典》（2002年版）收载本种为忽布的法定原植物来源种。主产于英国、德国、比利时、法国、俄罗斯和美国加州等地。

疗　效　药理研究表明，啤酒花具有镇静催眠、抗抑郁、抗炎、抗过敏、助消化、调节雌激素水平、调节代谢、抗肿瘤、抗病原微生物等作用。民间经验认为忽布具有镇静的功效；中医理论认为忽布具有健胃消食，利尿安神的功效。

有效成分　啤酒花主要含挥发油、苦酸类、黄酮类等成分。所含的葎草酮等苦酸类成分和黄腐醇等黄酮类成分有显著的生理活性。《欧洲药典》和《英国药典》规定忽布70%乙醇浸出物含量不得少于25%，以控制药材质量。

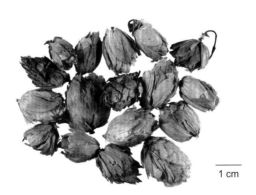

1 cm

药材：啤酒花 Lupuli Flos

味，并能增强啤酒泡沫的稳定性。在啤酒酿造过程中，啤酒花所含的α-酸类成分发生异构化，形成的异α-酸类成分，即异葎草酮类成分，亦有显著的生理活性。

蛇根木

Shegenmu

英文名 Indian snakeroot
学　名 *Rauvolfia serpentina* (Linn.) Benth. ex Kurz

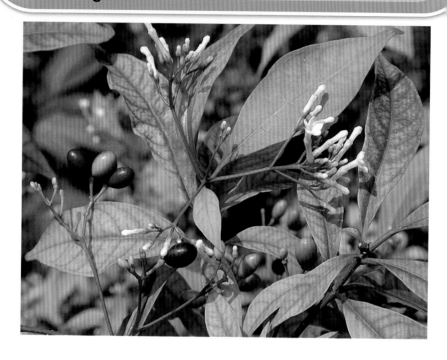

来　源　夹竹桃科（Apocynaceae）植物蛇根木 *Rauvolfia serpentina* (L.) Benth. ex Kurz，其干燥根入药。药用名：蛇根木。

产　地　萝芙木属（*Rauvolfia*）植物全世界约有135种，分布于美洲、非洲、亚洲及大洋洲各岛屿。中国约有9种和3个栽培种。现已供药用者约有5种。蛇根木分布于中国（云南）、印度、斯里兰卡、缅甸、泰国、印度尼西亚及大洋洲各岛；印度、中国（云南、广东、广西）有栽培。

评注

　　蛇根木从1940年开始被印度医生作为降血压药应用于临床。20世纪50年代初，中国可供临床应用的降血压药只有从印度进口的蛇根木制剂-寿品南（Serpina）。中国科学工作者对中国产萝芙木属植物进行了多学科的系统研究，发现萝芙木 *Rauvolfia verticillata* (Lour.)Baill.、云南萝芙木 *R. yunnanensis* Tsiang 等同属多种植物的根含有类似的化学成分

药用历史　蛇根木是印度传统的药用植物，在公元前1000年左右的古印度教著作和公元200年左右的梵文手稿中均有记述。《印度草药典》（2002年新修订版）收载本种为蛇根木的法定原植物来源种。

疗　效　药理研究表明，蛇根木具有降血压、抗心律失常、镇静催眠、抗氧化、抗肿瘤等作用。印度传统医学将蛇根木用作被蛇和其他爬行动物咬伤的解毒剂，也用于治疗高血压、排尿困难、发烧等。中国民间用于退热，抗癫，解虫蛇咬伤之毒等。

有效成分　蛇根木主要含吲哚类生物碱、环烯醚萜类成分等。所含的利血平、利血胺、阿吗灵等生物碱为其主要的活性成分。《印度草药典》规定药材醇溶性浸出物不得少于9.0%，水溶性浸出物不得少于8.0%；《德国植物药专论》规定药材含总生物碱以利血平计算，不得少于1.0%；《美国药典》（第28版）规定利血平-利血胺类生物碱含量以利血平计，不得少于0.15%，以控制药材质量。

和降血压活性。1958年卫生部批准生产了中国的第一种降压药—降压灵（萝芙木总生物碱制剂），成为当时中国广泛应用的抗高血压药，至今仍受到一些患者的欢迎。

蛇根木的经济价值颇高，其所含的利血平是抗高血压药（去甲肾上腺素神经末梢阻滞药），育亨宾是α_2受体阻断药，阿吗灵是抗心律失常药。

贯叶金丝桃
Guanyejinsitao

英文名 St John's wort
学　名 *Hypericum perforatum* L.

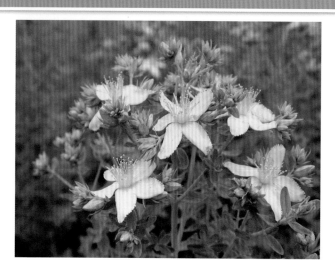

来　源　藤黄科（Clusiaceae）植物贯叶连翘 *Hypericum perforatum* L.，其干燥地上部分入药。药用名：贯叶金丝桃。

产　地　金丝桃属（*Hypericum*）植物全世界约有400种，除南北两极、荒漠和大部分热带低地外全世界广布。中国约有55种、8亚种，遍布中国各地，主要集中在西南地区。本属现供药用者约17种。本种广布于南欧、美洲、非洲西北部、近东、中亚，中国、印度、俄罗斯和蒙古也有分布。

药用历史　贯叶金丝桃在古希腊被用以治疗多种疾病，包括坐骨神经痛和毒虫咬伤。在希腊西北部伊皮鲁斯的扎哥里地区，其花被用来治疗湿疹、创伤等外科疾病。欧洲普遍将其用于外伤和烧伤，民间用于治疗肺

评注

　　贯叶金丝桃数百年来在欧洲用于治疗神经痛、焦虑、神经官能症等，传统用途沿用至今。研究认为贯叶金丝桃治疗抑郁症的效价并不优于合成抗抑郁药，但它的毒副

病、肾病和抑郁症。美国医生在19世纪用其治疗歇斯底里症和因抑郁而产生的各种精神症状。20世纪80年代前后，欧美各国开始用贯叶金丝桃提取物治疗抑郁症，现为世界最畅销草药之一。《欧洲药典》（第5版）、《英国药典》（2002年版）、《美国药典》（第28版）和《中国药典》（2015年版）收载本种为贯叶金丝桃的法定原植物来源种。主产于美国加洲与俄勒冈州。

疗　效　药理研究表明，贯叶金丝桃具有抗抑郁、抗焦虑、改善记忆、抗菌、抗病毒等作用。民间经验认为贯叶金丝桃具有解郁、缓解皮肤炎症、促进伤口愈合等功效。中医理论认为贯叶金丝桃具有舒肝解郁，清热利湿，消肿止痛的功效。

有效成分　贯叶金丝桃主要活性成分为萘骈双蒽酮类、黄酮类和藤黄酚衍生物，其中金丝桃素、伪金丝桃素和贯叶金丝桃素是抗抑郁作用的重要成分。《欧洲药典》和《英国药典》采用紫外可见分光光度法测定，规定金丝桃素类成分含量以金丝桃素计不得少于0.080%；《美国药典》采用高效液相色谱法测定，规定金丝桃素和伪金丝桃素总含量不得少于0.040%，贯叶金丝桃素含量不得少于0.60%；《中国药典》采用高效液相色谱法测定，规定以干燥品计金丝桃苷含量不得少于0.10%，以控制药材质量。

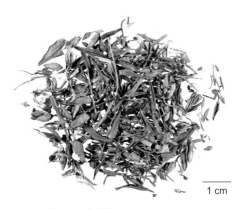

药材：贯叶金丝桃 Hyperici Perforati Herba

作用远远小于合成抗抑郁药，且除了能抗抑郁外，它还可用于治疗季节性情绪异常、记忆减退和人类免疫缺陷病等。

莨菪
Langdang

英文名 Henbane
学　名 *Hyoscyamus niger* L.

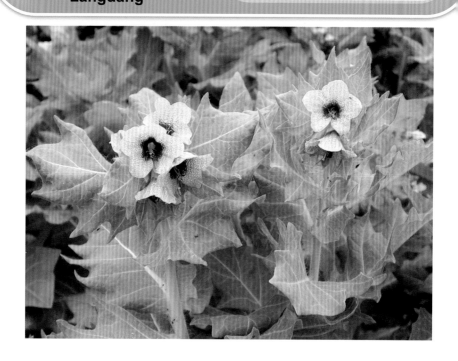

来　源　茄科（Solanaceae）植物莨菪 *Hyoscyamus niger* L.，其干燥叶入药，药用名：莨菪叶；其干燥成熟种子入药，药用名：天仙子。

产　地　天仙子属（*Hyoscyamus*）植物全世界约20种，分布于地中海区域至亚洲东部，美洲有栽培。中国有3种，分布于北部和西南部，华东有栽培。本属现供药用者约3种。本种分布于欧洲、美国、俄罗斯、印度、蒙古等地；中国东北、华北、西北、西南地区也有分布，华东地区则有栽培或野生。

评注

　　同属植物小天仙子 *Hyoscyamus bohemicus* F. W. Schimidt 的干燥成熟种子亦作天仙子药用。小天仙子与莨菪化学成分和药理作用均较相似。莨菪的根也供药用，药用名：莨菪根。有截疟，攻毒，杀虫等功效，用于疟疾和疥癣的治疗。

140

"莨菪子"药用之名，始载于《神农本草经》，列为下品。《图经本草》始称为"天仙子"，沿用至今。历代本草多有著录，古今药用品种一致。中世纪时，英国开始将莨菪作药用，1809年载入《伦敦药典》。《英国草药典》（1996年版）收载本种为莨菪叶的法定原植物来源种，《中国药典》（2015年版）收载本种为中药天仙子的法定原植物来源种。主产于中欧、美国，中国河北、河南、内蒙古及西北、东北各地亦产。

疗　效 药理研究表明，莨菪具有抗胆碱、抗心律失常及中枢抑制作用等。民间经验认为莨菪具有改善消化不良和解痉等功效。中医理论认为莨菪叶具有镇痛，解痉的功效；天仙子具有解痉止痛，安神定痫的功效。

有效成分 莨菪主要活性成分为生物碱类化合物，其具有特征性并有生理活性的成分为托品碱衍生物与阿托品酸形成的酯类生物碱，这类成分大多为抗胆碱类药物，如莨菪碱、东莨菪碱等。《中国药典》采用高效液相色谱法，规定干燥品中，东莨菪碱和莨菪碱的含量不得少于0.08%，以控制药材的质量。

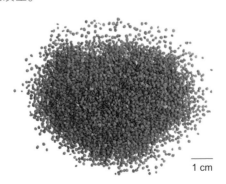

1 cm

药材：天仙子 Hyoscyami Semen

生天仙子被列入香港常见31种毒剧中药名单。临床使用需格外谨慎。随着人们对莨菪类药物研究的进展，莨菪类药物（包括阿托品、东莨菪碱、山莨菪碱、樟柳碱）已成为中国抢救呼吸衰竭和解毒的常用药物。

普通小麦
Putongxiaomai

英文名 Wheat
学　名 *Triticum aestivum* L.

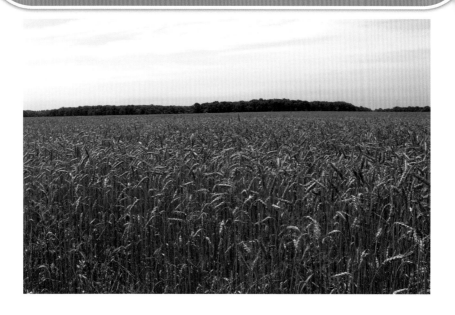

来　源　禾本科（Gramineae）植物普通小麦 *Triticum aestivum* L.，其干燥成熟果实入药，中药名：小麦；其干瘪轻浮的果实入药，中药名：浮小麦；其果实磨成的淀粉，称为：小麦淀粉；其果实磨面后剩下的皮（包括果皮、种皮、外层胚乳）入药，药用名：麦麸；其种子的胚用压榨等机械方法得到的脂肪油，称为：麦胚油。

产　地　小麦属（*Triticum*）植物全世界约20种，在欧亚大陆和北美广泛栽培。中国常见有4种、4变种，南北各地栽培品种很多，性状有区别，仅普通小麦作药用。本种广泛栽培于亚洲、北美洲和欧洲。

评注

　　普通小麦是重要的粮食作物，有多个栽培类型。

　　全小麦所含的各类化学成分协同作用，能发挥通便、抗氧化、抗肿瘤、调血脂等作用，有很高的综合药用和食用价值。

药用历史　普通小麦是古老的粮食作物，大约在一万年前中国黄河流域已开始种植普通小麦。"小麦"药用之名，始载于《名医别录》；"浮小麦"药用之名，始载于《本草蒙筌》。《欧洲药典》(第5版)和《英国药典》(2002年版)收载本种为小麦淀粉、麦胚油和精制麦胚油的法定原植物来源种；《美国药典》(第28版)收载本种为麦麸的法定原植物来源种。

疗　效　药理研究表明，普通小麦具有通便、减轻体重、抗氧化、抗肿瘤、调血脂、降血糖、抗病毒等作用。民间经验认为麦麸具有泻下的功效，麦胚油具有轻身的功效。中医理论认为小麦具有养心、益肾、除热、止渴的功效；浮小麦具有除虚热、止汗的功效。

有效成分　普通小麦主要含碳水化合物、酚类化合物等成分。《欧洲药典》和《英国药典》规定，小麦淀粉含总蛋白质不得少于0.30%；麦胚油含棕榈酸14%～19%，油酸12%～23%，亚油酸52%～59%，亚麻酸3.0%～10%，含硬脂酸不得超过2.0%，二十烯酸不得超过2.0%，菜子甾醇不得超过0.3%；《美国药典》规定麦麸含膳食纤维不得少于36%，以控制药材质量。

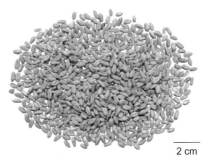

2 cm

药材：小麦 Tritici Fructus

小麦汁富含大量的维生素，有清洁血液和美容保健功效，是一种全新概念上的绿色饮品。

番木瓜
Fanmugua

英文名 Papaya
学　名 *Carica papaya* L.

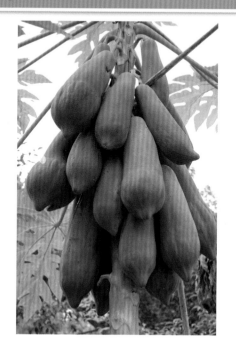

来　源　番木瓜科（Caricaceae）植物番木瓜 *Carica papaya* L.，其新鲜或干燥果实入药。药用名：番木瓜。

产　地　番木瓜属（*Carica*）植物全世界约有45种，原产于美洲热带地区，现分布于中南美洲、澳洲、夏威夷群岛、菲律宾群岛、马来半岛、中南半岛、印度及非洲。中国引种栽培1种，即本种。本种原产热带美洲，现广植于世界热带和较温暖的亚热带地区。中国海南、云南、香港也有分布。

评注

番木瓜易于栽培，资源丰富。番木瓜果实成熟时可作水果，未成熟则可作蔬菜食用，也可加工成蜜饯、果汁、果酱、果脯等食品。

药用历史 番木瓜在西方并非传统植物药，近30年来木瓜蛋白酶作为一种酶的补充剂。番木瓜引入中国已经有数百年的历史，以"石瓜"之名始载于《本草品汇精要》。主产于巴西、墨西哥、东南亚各国及中国南方各省区等。

疗 效 药理研究表明，番木瓜具有抗生育、抗菌、抗氧化、抗肿瘤、免疫调节、驱虫、降血压等作用。中医理论认为番木瓜具有消食下乳、除湿通络、解毒驱虫的功效。番木瓜在中国一些少数民族地区也被广泛应用，傣族用番木瓜治疗大小便不畅，烂脚，头痛，头晕，腰痛，关节痛；阿昌族、德昂族、景颇族、傈僳族等用番木瓜治疗乳汁缺少，风湿关节痛；拉祜族用番木瓜治疗腹痛，头痛，肠胃虚弱，消化不良，乳汁缺少，痢疾，肠炎，便秘，肝炎；壮族用番木瓜治疗产后缺乳。

有效成分 番木瓜含有蛋白酶、挥发油、糖苷类、生物碱类等成分，其中木瓜蛋白酶和番木瓜碱是主要活性成分。

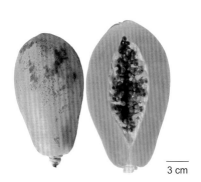

3 cm

药材：番木瓜 Caricae Fructus

番红花
Fanhonghua

英文名 Saffron
学　名 *Crocus sativus* L.

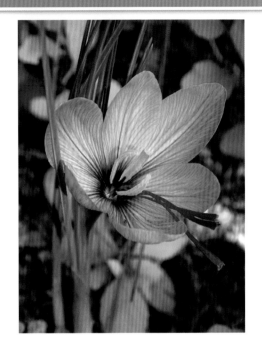

来　源　鸢尾科（Iridaceae）植物番红花 *Crocus sativus* L.，其干燥柱头入药。中药名：西红花。

产　地　番红花属（*Crocus*）植物全世界约有75种，主要分布于欧洲、地中海、中亚等地区。中国有2种，本属现供药用者有1种。本种原产于欧洲南部至伊朗，在西班牙、法国、希腊、意大利、印度有较大规模的栽培；中国浙江、江西、江苏、北京、上海等地亦有少量引种。

评注

　　传统上番红花仅柱头供药用和食用。生产1公斤西红花药材需要约16万朵花，价格昂贵。为充分利用番红花植物资源，近年对其花被、花粉、侧芽、球茎等部位的化学成分和药理活性也有研究报道。

　　番红花柱头所含的水溶性色素西红花苷类成分（Crocins）的抗肿瘤等多种生理活

药用历史　番红花在公元前5世纪克什米尔（Kashmir）的古文献中就有记载。在中国，"番红花"药用之名，始载于《本草品汇精要》，在《本草纲目》中列入草部。历代本草多有著录，古今药用品种一致。《欧洲药典》（第5版）和《英国药典》（2002年版）收载西红花用于"顺势疗法"（Homeopathic use）。《中国药典》（2015年版）收载本种为西红花的法定原植物来源种。主产于西班牙、伊朗、印度等国家。

疗　效　药理研究表明，番红花具有抗血栓形成、抗缺血所致损伤、抗动脉粥样硬化、抗氧化、抗肿瘤、抗抑郁、抗炎等作用。民间经验认为西红花具有解痉、止喘的功效。中医理论认为西红花具有活血化瘀，凉血解毒，解郁安神等功效。

有效成分　番红花主要含挥发油、链状二萜及其苷类成分、单萜类成分、黄酮类成分等。番红花苦苷是西红花的主要苦味成分，番红花醛是其主要芳香成分，番红花酸的一系列糖苷是其主要的活性成分和色素成分。《中国药典》采用高效液相色谱测定，规定西红花中西红花苷-I和西红花苷-II的总含量不得少于10%，以控制药材质量。

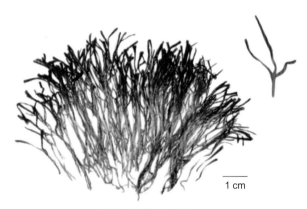

1 cm

药材：番红花 Croci Stigma

性日益受到关注。栀子 Gardenia jasminoides Ellis 果实中也分离得到类似的水溶性色素，利用液相层析电喷雾电离质谱（LC-ESI-MS）分析，可将不同植物来源的水溶性色素区别开来，防止西红花药材粉末中被掺入栀子提取物。

紫锥菊
Zizhuiju

英文名 Purple coneflower
学　名 *Echinacea purpurea* (L.) Moench

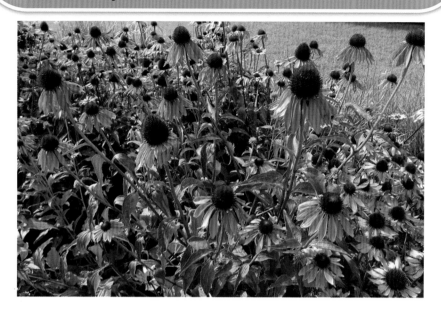

来　源　菊科（Asteraceae）植物紫锥菊 *Echinacea purpurea* (L.) Moench，其干燥全草或根入药。药用名：紫锥菊、紫锥菊根。

产　地　紫锥菊属（*Echinacea*）全世界约有9种及多个变种，原产于美洲，后欧洲等地有引种。中国北京、沈阳、山东等地近年引种3种，现供药用。本种原产北美洲中部，野生很少，栽培于美国中部、东部和欧洲。

评注

　　同属植物狭叶紫锥菊 *Echinacea angustifolia* DC. 和淡果紫锥菊 *E. pallida*（ Nutt. ） Nutt. 也作药用，但用量较少。紫锥菊、狭叶紫锥菊与淡果紫锥菊功效相近，但有实验显示三者主要成分及含量各有差异。

药用历史 紫锥菊是世界上最常用的草药之一。原为北美印地安民间草药，科曼契人用于治疗牙痛和咽喉痛，苏人（Sioux）用于狂犬病、蛇咬伤和脓毒性病症。1900年至今，德国等国家对紫锥菊进行了多项研究，认为其有增强免疫和改善感冒症状的作用。1995～1998年，紫锥菊一直位居美国保健品的销售榜首。《美国药典》（第28版）收载本种为紫锥菊根的法定原植物来源种之一。主产于美国和德国。

疗　效 药理研究表明，紫锥菊具有增强免疫、抗病毒、抗炎等作用。民间经验认为紫锥菊具有刺激免疫活性的功效。

有效成分 紫锥菊含酰胺类、咖啡酸酯衍生物、黄酮类和挥发油等成分。一般认为，酰胺类、咖啡酸酯衍生物成分为紫锥菊的主要生理活性成分。《美国药典》采用高效液相色谱法测定，规定紫锥菊根中酚类成分总含量以咖啡酰酒石酸、菊苣酸、绿原酸和海胆苷计不得少于0.50%，酰胺类成分含量以dodecatetraenoic acid isobutylamide计不得少于0.025%，以控制药材质量。

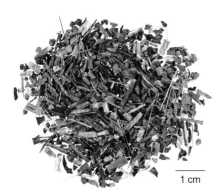

药材：紫锥菊 Echinaceae Purpureae Herba

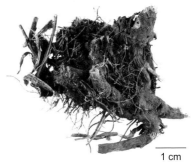

药材：紫锥菊根 Echinaceae Purpureae Radix

菊蒿
Juhao

英文名 Tansy
学　名 *Tanacetum vulgare* L.

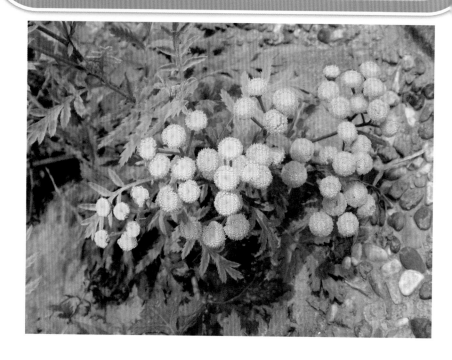

来　源　菊科（Asteraceae）植物菊蒿 *Tanacetum vulgare* L.，其开花的干燥全草入药。药用名：菊蒿。

产　地　菊蒿属（*Tanacetum*）植物全世界约50种，分布于北半球热带以外地区。中国有7种，大部分集中分布于新疆。本种分布于北美、朝鲜半岛、俄罗斯中亚地区、蒙古、日本、欧洲；中国东北、内蒙古、新疆等地也有。

评注

菊蒿易与千里光属植物狗舌草 *Senecio jacobaea* L. 混淆，使用时需注意鉴别。

菊蒿花及叶中含有的挥发油类成分侧柏酮具有神经毒性、肝毒性，侧柏酮慢性中毒可导致癫痫、精神错乱及幻觉，故应慎用。菊蒿中的倍半萜内酯类化合物可引起过

药用历史 菊蒿药用之名源于希腊语 "athanasia"，代表着流传不朽。古希腊人将其用于防止尸体腐坏。公元12世纪开始用作杀虫剂，后作药用，加拿大东部的印第安人把菊蒿用作利尿剂及堕胎药，至今已有数百年的药用历史，其叶、全草及种子提取物可用作驱虫剂、调经剂、镇痉剂。叶还可作茶叶或调味剂使用，提取物可用作香料及绿色染料。主产于欧洲。

疗　效 药理研究表明，菊蒿具有抗炎、抗菌、抗氧化、抗溃疡、驱虫等作用。民间经验认为菊蒿可用作驱虫剂，还可用于周期性偏头痛、神经痛、风湿、食欲不振；菊蒿油可用于痛风、风湿痛、胃痉挛、胃肠道感染、间歇性发烧、眩晕、痛经等，外用可用于挫伤、扭伤、碰伤等。

有效成分 菊蒿主要含挥发油类、倍半萜内酯类、黄酮类成分等。

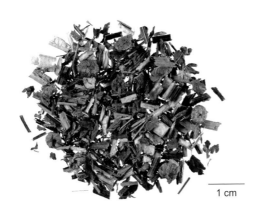

1 cm

药材：菊蒿 Tanaceti Herba

敏型接触性皮炎。因挥发油类成分及倍半萜内酯类成分对人体的危害性，影响菊蒿更为广泛的临床应用。

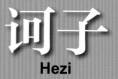

诃子

Hezi

英文名 Chebulic myrobalan
学　名 *Terminalia chebula* Retz.

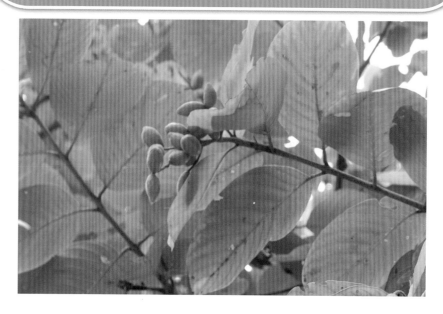

来　源　使君子科（Combretaceae）植物诃子 *Terminalia chebula* Retz.，
其干燥成熟果实入药，中药名：诃子，其干燥幼果入药，中药名：西青果。

产　地　诃子属（*Terminalia*）植物全世界约有200种，广泛分布于南北
半球热带地区。中国约有8种，分布于广东、广西、四川、云南、西藏和
台湾。本属现供药用者约有4种、1变种。本种分布于云南西部和西南部，
广东、广西有栽培；越南、老挝、柬埔寨、泰国、缅甸、马来西亚、尼
泊尔、印度也有分布。

评注

　　诃子是常用收涩药，在蒙药、藏药书中，排在植物药中的第一位，被称为"众药
之王"。《中国药典》还收载同属植物绒毛诃子 *Terminalia chebula* Retz. var. *tomentella*
Kurt. 的干燥成熟果实，亦作诃子药用。

　　除果实外，诃子的干燥幼果，蒸熟后晒干，用作中药"西青果"。具有清热生津，

152

药用历史 诃子以"诃黎勒"（阿拉伯语译音）药用之名，始载于《金匮要略》。历代本草多有著录，自古以来作诃子药用者系本种及其变种或变型。《中国药典》（2015年版）收载本种为中药诃子的法定原植物来源种之一。主产于中国云南临沧地区和傣族、景颇族自治州。

疗 效 药理研究表明，诃子具有抗氧化、抗菌、抗病毒、强心、抑制平滑肌收缩等作用。中医理论认为诃子具有涩肠敛肺，降火利咽等功效。

有效成分 诃子的主要活性成分为可水解鞣质，尚含有三萜酸类成分等。《中国药典》采用冷浸法测定，规定诃子水溶性浸出物不得少于30%，以控制药材质量。

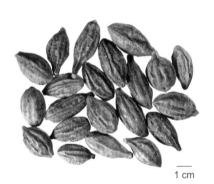

1 cm

药材：诃子 Chebulae Fructus

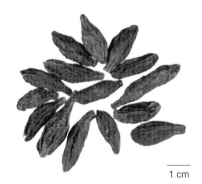

1 cm

药材：西青果 Chebulae Fructus Immaturus

利咽解毒的功效，主治阴虚白喉，扁桃体炎，喉炎，痢疾，肠炎。诃子的干燥叶，用作中药"诃子叶"，具有降气化痰，止泻痢的功效。主治痰咳不止，久泻，久痢。

诃子树皮提取物能增强实验动物心肌收缩力，可用于治疗心力衰竭、冠心病、高脂血症等常见心血管病。

越橘
Yueju

越橘

英文名 Lingonberry
学　名 *Vaccinium vitis-idaea* L.

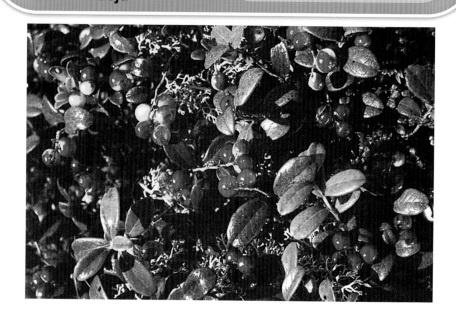

来　源　杜鹃花科（Ericaceae）植物越橘 *Vaccinium vitis-idaea* L. (*Vaccinium jesoense* Miq.)，其干燥叶入药。中药名：越橘叶。

产　地　越橘属（*Vaccinium*）植物全世界约有450种，分布于北半球温带、亚热带，美洲和亚洲的热带山区，少数分布于非洲南部、马达加斯加岛，但非洲热带高山和热带低地不产。中国约有91种24变种、2亚种，现已供药用者约有10种。本种主要分布于中国黑龙江、吉林、内蒙古、新疆、陕西等省区。

评注

　　越橘叶中的主要活性成分为熊果苷，据报道，不同季节采收越橘叶与熊果苷含量明显相关，以9～10月份果实成熟后期的含量最高，为保证越橘叶药材质量提供了科学依据。

　　越橘果实中含有大量的色素，此类色素具有耐光和耐热的特性，可作为食品的天

药用历史 越橘叶以"熊果叶"药用之名，载于《新疆中草药手册》，主产于新疆、黑龙江、吉林、内蒙古等地。

疗　效 药理研究表明，越橘的叶具有抗炎、祛痰和镇咳等作用；越橘果实具有抗氧化和抗肿瘤等作用。中医理论认为越橘叶具有解毒，利湿的功效。

有效成分 越橘茎叶中主要含酚苷和黄酮类成分。

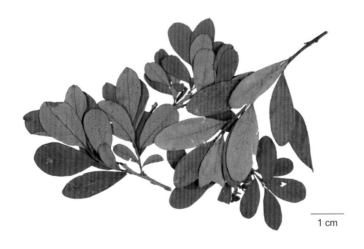

1 cm

药材：越橘叶 Vaccinii Vitis-idaeae Folium

然色素和化妆品等的着色剂。

越橘果实中含大量的氨基酸和维生素，营养价值很高，可用以酿造果酒、制果酱和作为保健品原料。

黑果越橘
Heiguoyueju

英文名 Bilberry
学　名 *Vaccinium myrtillus* L.

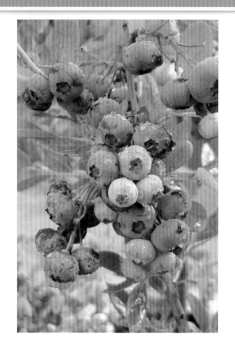

来　源　杜鹃花科（Ericaceae）植物黑果越橘 *Vaccinium myrtillus* L.，其新鲜或干燥成熟浆果入药。药用名：蓝莓。

产　地　越橘属（*Vaccinium*）植物全世界约有450种，分布于北半球温带、亚热带，美洲和亚洲的热带山区，少数产非洲南部、马达加斯加岛，但非洲热带高山和热带低地不产。中国约有91种、24变种、2亚种，本属现供药用者约10种。本种分布于欧洲中部和北部、北美洲和亚洲北部，中国新疆也有分布。

评注
　　黑果越橘的果实呈深蓝色而得名蓝莓。它不但具有多种药理活性，还富含果胶、维生素、胡萝卜素和天然色素，已被国际粮农组织列为五大健康食品之一。

药用历史　黑果越桔的果实在欧洲作药用已有近千年的历史，记载于公元12世纪德国草药学家希德嘉·冯·宾更（Hildegard von Bingen）的文章中。第二次世界大战期间，英国皇家飞行员在执行夜间任务前食用黑果越桔的果实，以增强视力。《欧洲药典》（第5版）和《英国药典》（2002年版）收载本种为鲜蓝莓和干蓝莓的法定原植物来源种。主产于阿尔巴尼亚、波兰、塞尔维亚和黑山以及俄罗斯等地；中国新疆地区亦产。

疗　效　药理研究表明，黑果越橘的果实有降胆固醇、防止动脉粥样硬化、增强视力、抗衰老等作用。民间经验认为蓝莓具有护眼、改善血管状况、消肿、收敛等功效。

有效成分　黑果越橘的果实主要活性成分为花青素类和黄酮类成分。《欧洲药典》和《英国药典》采用紫外分光光度法测定，规定鲜（冰鲜）蓝莓中花青素类成分含量以矢车菊苷计不得少于0.30%；采用鞣质含量测定法测定，规定干燥蓝莓中鞣质含量以连苯三酚计不得少于1.0%，以控制药材质量。

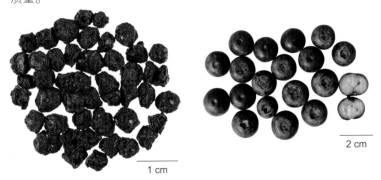

1 cm

2 cm

药材：蓝莓 Myrtilli Fructus

圆当归
Yuandanggui

英文名 Angelica
学　名 *Angelica archangelica* L.

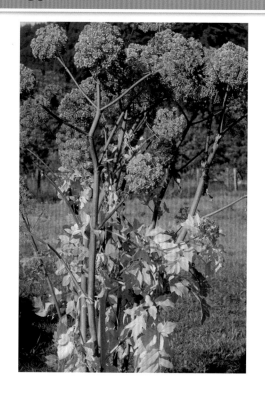

来　源　伞形科（Apiaceae）植物圆当归 *Angelica archangelica* L.（ *Archangelica officinalis* Hoffm.），其干燥根和根茎入药。药用名：圆当归。

产　地　当归属（*Angelica*）植物全世界约有80种，分布于北温带地区和新西兰。中国约有26种、5变种、1变型，本属现供药用者约16种。本种主要分布于欧洲和亚洲温带。

评注

　　圆当归在欧洲国家应用广泛，除根及根茎药用外，其果实、地上部分亦供药用，用作利尿剂和解表剂。

药用历史　圆当归在欧洲有数百年的药用历史，主要用作支气管炎、感冒和咳嗽时的祛痰药，还用作助消化药，在公元15世纪时已十分普及。据1629年英国约翰·帕金森（Tohu Parkinson）所著的 *Paradisus Terrestris* 一书中记载，圆当归为当时最重要的药用植物之一。《欧洲药典》（第5版）和《英国药典》（2002年版）收载本种为圆当归的法定原植物来源种。主产于英国等欧洲北部国家。

疗　效　药理研究表明，圆当归具有解痉、阻滞钙通道、抗胃溃疡、保肝、抗肿瘤、抗病原微生物等作用。民间经验认为圆当归具有芳香解痉的功效。

有效成分　圆当归主要含挥发油、香豆素类等成分。所含的挥发油类成分和香豆素类成分为其主要的活性成分。《欧洲药典》和《英国药典》采用水蒸气蒸馏法进行测定，规定圆当归中挥发油含量不得少于2.0mL/kg，以控制药材质量。

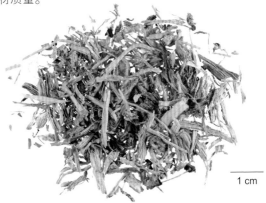

1 cm

药材：圆当归 Angelicae Archangelicae Radix et Rhizoma

　　因圆当归含有呋喃香豆素类成分，可能引起光敏反应。患者使用圆当归制剂后，应避免长时间的日光浴或暴露在紫外线下。

葛缕子
Gelüzi

英文名 Caraway
学 名 *Carum carvi* L.

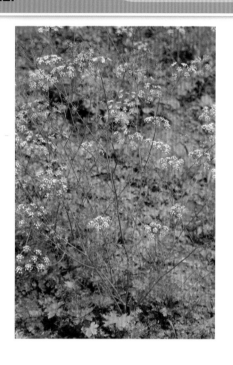

来　源　伞形科（Apiaceae）植物葛缕子 *Carum carvi* L.，其干燥成熟果实入药。药用名：藏茴香。

产　地　葛缕子属（*Carum*）植物全世界约有30种，分布于欧洲、亚洲、北非和北美。中国有4种、2变型，广布于东北、华北及西北，向南至西藏东南部、四川西部和云南西北部。本属现供药用者3种、1变型。

药用历史　葛缕子为阿拉伯传统医学常用药，欧洲约于13世纪开始供药

评注

　　葛缕子的果实香味独特，为西方国家常用的烹饪调料，尤其中欧国家将葛缕子用于泡菜和乳酪的调味，还用来制作甜酒。葛缕子是提取葛缕酮的主要原料之一，欧洲

用。《欧洲药典》(第5版)、《英国药典》(2002年版)、《美国药典》(第28版)收载本种为藏茴香的法定原植物来源种。《美国药典》还收载本种为藏茴香油的法定原植物来源种。主产于欧洲、非洲北部和土耳其。

疗 效　药理研究表明,葛缕子的果实具有平喘、抗过敏、抗肿瘤、抗突变、降血糖、降血脂等作用。民间经验认为藏茴香具有驱风、解痉、抗微生物的功效。藏医理论认为藏茴香具有理气开胃,散寒止痛的功效。

有效成分　葛缕子主要含挥发油,还含有黄酮类、单萜醇及其苷类成分,其中挥发油及其所含的葛缕酮为指标性成分。《欧洲药典》和《英国药典》采用水蒸气蒸馏法,规定挥发油的含量不得少于30mL/kg,以控制药材质量。

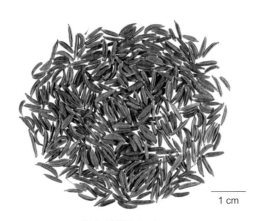

1 cm

药材: 葛缕子 Carvi Fructus

还从葛缕子的果实中提取挥发油,其提取所剩的残渣又可作为家畜饲料。挥发油常用作香皂、乳液、香水的调香剂。

葡萄

Putao

英文名 Grape
学 名 *Vitis vinifera* L.

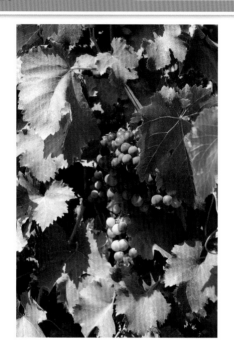

来　源　葡萄科（Vitaceae）植物葡萄 *Vitis vinifera* L.，其新鲜或风干果实及干燥种子入药。药用名：葡萄，葡萄籽。

产　地　葡萄属（*Vitis*）植物全世界约60种，分布于世界温带或亚热带。中国约38种，本属现供药用者约有13种、1变种。本种原产于亚洲西部，现世界各地均有栽培。

评注

　　除果外，葡萄的根、藤、叶均可入药，具有祛风通络，利湿消肿，解毒等功效，主治风湿痹痛，水肿，腹泻，风热目赤，痈肿疔疮。

　　葡萄籽中含有大量的原花青素，自1961年德国学者从英国山楂的新鲜果实中提出该物质，至今已有四十余年的历史。其间人们对原花青素进行了广泛而深入的研究，

药用历史　葡萄是世界四大水果之一，中亚、西亚南部及附近的东方各国，包括伊朗、阿富汗等地是葡萄的发源地。早在5000年前，在南高加索、中亚西亚、叙利亚、埃及就有葡萄栽培。约3000年前，古希腊葡萄栽培已相当盛行。公元1世纪古罗马学者老普林尼（Pliny the elder）提出将葡萄药用。中国也是葡萄属植物的发源地之一，种植历史在3000年以上，引入欧亚种葡萄也有2000多年了。"葡萄"药用之名，始载于《神农本草经》，列为上品。历代本草多有著录，自古以来作药用者与现在葡萄的众多栽培种情况相符。欧洲与亚洲是当今世界葡萄的主产地。

疗　效　药理研究表明，葡萄具有抗动脉粥样硬化、抗肿瘤、抗氧化等作用。民间经验认为葡萄具有改善静脉功能不全及血液循环系统失调的功效。中医理论认为葡萄具有补气血，强筋骨，利小便等功效。

有效成分　葡萄主要含原花青素类、黄酮类、儿茶素类成分等多酚类化合物，具有显著的抗氧化作用。

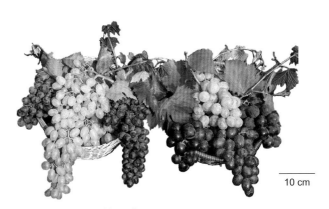

10 cm

药材：葡萄 Vitis Viniferae Fructus

发现它是一种极强的抗氧化剂，具有多种生物活性和药理作用。

　　松树皮提取物在活性成分和药用方面类似于葡萄籽提取物，它们都含有原花青素。此外，葡萄酒、大果越橘、越橘、红茶、绿茶、红醋栗、洋葱、豆类、欧芹和山楂等天然药物中也含有类似的原花青素。

虞美人
Yumeiren

英文名 Red poppy
学 名 *Papaver rhoeas* L.

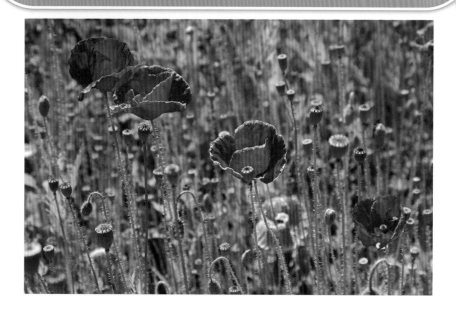

来　源　罂粟科（Papaveraceae）植物虞美人 *Papaver rhoeas* L.，其干燥花或花瓣入药。药用名：丽春花。

产　地　罂粟属（*Papaver*）植物全世界约有100种，主产于中欧、南欧至亚洲温带，少数种产于美洲、大洋洲和非洲南部。中国产约有7种，分布于东北部和西北部，或各地栽培。本属现供药用者约4种、1变种。本种原产欧洲、非洲北部和亚洲温带地区，现北美洲、南美洲、中国等地有引种栽培，主要作为观赏植物。

评注
　　虞美人的全草、果实和花均供药用，全草含丰富的生物碱类成分，种子则主要含脂肪油。
　　虞美人原植物易于与同属植物刺罂粟 *Papaver argemone* L. 混淆，应加以区分。

药用历史 虞美人公元14世纪时已有供药用的记载。在中国，"丽春花"药用之名，始载于《本草纲目》。《欧洲药典》（第5版）和《英国药典》（2002年版）均收载本种为丽春花的法定原植物来源种。主产于欧洲。

疗 效 药理研究表明，虞美人具有戒毒、镇静和抗溃疡等作用。民间经验认为丽春花具有镇痛和镇静的功效。中医理论认为丽春花具有镇咳，镇痛，止泻等功效。

有效成分 虞美人的花瓣主要含生物碱类成分，其中丽春花碱为指标性成分。《欧洲药典》及《英国药典》均采用薄层色谱法进行鉴别，以控制药材质量。

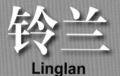

铃兰
Linglan

英文名 Lily-of-the-valley
学　名 *Convallaria majalis* L.

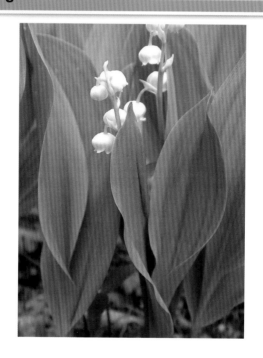

来　源　百合科（Liliaceae）植物铃兰*Convallaria majalis* L.，其干燥带花全草或根及根茎入药。药用名：铃兰。

产　地　铃兰属（*Convallaria*）植物全世界仅有1种，分布于北温带地区。本种分布于欧洲、北美洲、朝鲜半岛、日本；中国东北、华北、西北、浙江和湖南有分布。

评注

　　铃兰富含强心苷，其中铃兰毒苷为有效成分之一，但亦为毒性成分，使用时应注意用量。铃兰所含的固醇皂苷类成分结构相似，是否可从中寻找到具强心作用的高效低毒的成分，值得进一步探讨。

药用历史　铃兰作药用约于公元4世纪开始有记载。主产于欧洲、北美洲和亚洲北部地区。

疗　效　药理研究表明，铃兰具有强心作用。民间经验认为铃兰具有强心的功效。中医理论认为铃兰具有温阳利水，活血祛风的功效。

有效成分　铃兰主要含强心苷类成分，其中铃兰毒苷为有效成分，也是有毒成分。另外还含有固醇皂苷类和黄酮类成分。

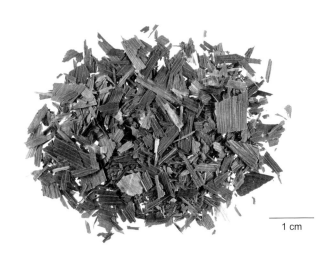

1 cm

药材：铃兰 Convallariae Herba

铃兰植株矮小，幽雅清丽，芳香宜人，除药用外，还是优良的地被和盆栽观赏植物。

熊果
Xiongguo

英文名 Bearberry
学　名 *Arctostaphylos uva-ursi* (L.) Spreng.

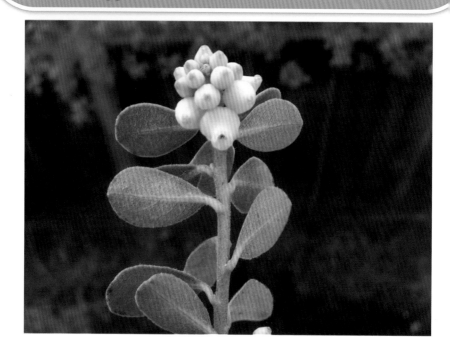

来　源　杜鹃花科（Ericaceae）植物熊果 *Arctostaphylos uva-ursi* (L.) Spreng.，其干燥叶入药。药用名：熊果叶。

产　地　熊果属（*Arctostaphylos*）植物全世界约有60种，分布于北半球，主要在西北美和中美，以美国加州种类较多。本属现供药用者约4种。本种原产于北半球，分布于北美洲、欧洲和亚洲的高纬度地区。

评注

　　杜鹃花科越橘属植物越橘 *Vaccinium vitis-idaea* L. 的叶用作中药越橘叶，异名为熊果叶。越橘叶具有解毒，利湿的功效；主治尿道炎，膀胱炎，淋病，痛风。使用时需要特别注意越橘叶与熊果叶在来源上的区别。

药用历史 "Uva ursi" 来源于拉丁语，意思是 "熊的葡萄"。公元13世纪时，威尔士的草药医生首次报道了熊果的收敛作用。熊果叶作为尿道消炎剂和利尿剂使用已有几个世纪，并且也曾经作为药物辅料使用。《欧洲药典》（第5版）、《英国药典》（2002年版）和《日本药局方》（第16版）收载本种为熊果叶的法定原植物来源种。主产于西班牙、意大利、巴尔干半岛诸国和俄罗斯。

疗　效 药理研究表明，熊果叶具有抗菌、抗炎、抗氧化等作用。民间经验认为熊果具有抗菌、抗炎的功效。

有效成分 熊果主要含酚苷类、黄酮类、三萜类、鞣质类、环烯醚萜类成分等。《英国药典》《欧洲药典》和《日本药局方》采用高效液相色谱法测定，规定熊果叶中无水熊果苷的含量不得少于7.0%，以控制药材质量。

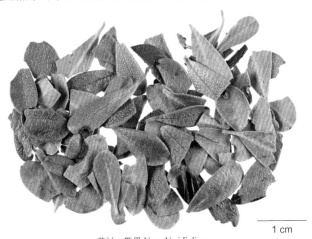

1 cm

药材：熊果 Uvae Ursi Folium

聚合草
Juhecao

英文名 Comfrey
学 名 *Symphytum officinale* L.

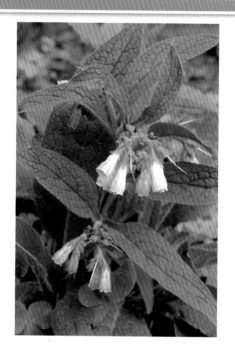

来　源　紫草科（Boraginaceae）植物聚合草 *Symphytum officinale* L.，其干燥根入药。药用名：聚合草。

产　地　聚合草属（*Symphytum*）植物全世界约有20种，分布于高加索至中欧，现全世界各地均有栽培。中国栽培有1种，供药用。本种原产于俄罗斯欧洲部分及高加索，分布于山林地带，为典型的中生植物。中国于1963年引进，现在广泛栽培。

评注

　　聚合草的叶及全草也入药。民间经验认为，叶及全草具有抗炎的功效，外用可治疗扭伤。

　　聚合草是一种优质高效的经济植物，适合给多种草食畜禽及鱼作饲料，其叶、根

药用历史 聚合草的药用历史已超过2000年，最早认为其可用于治疗骨伤，使断裂的骨骼愈合，并因此而得名。中世纪开始用于治疗风湿病和痛风。《英国草药典》(1996年版) 收载本种为聚合草的法定原植物来源种。主产于英国、欧洲北部、美国。

疗　效 药理研究表明，聚合草具有抗炎、抗菌、抗过敏、降血压、抗肿瘤等作用。民间经验认为聚合草具有疗伤、抗炎、抗有丝分裂的功效。

有效成分 聚合草主要含三萜皂苷类、生物碱类成分等。《英国草药典》规定聚合草水溶性浸出物含量不得少于45%，以控制药材质量。

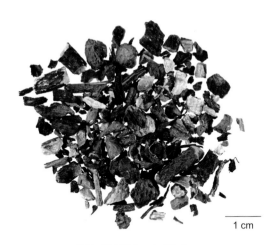

药材：聚合草 Symphyti Radix

是一种具有较高营养价值和药用特性的蔬菜，常被添加到食品中或作为敛疮药广泛应用。因聚合草中含有的吡咯双烷类生物碱具有肝毒性、致癌性及诱导突变性，作为饲料如果饲喂过多，会在动物体内产生积累性中毒，并危及人体肝脏。

蒜
Suan

英文名 Garlic
学　名 *Allium sativum* L.

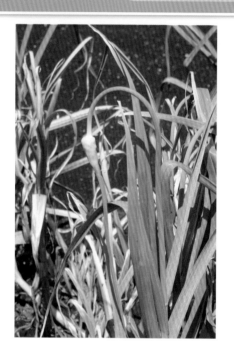

来　源　百合科（Liliaceae）植物蒜 *Allium sativum* L.，其新鲜或干燥鳞茎入药。药用名：大蒜。

产　地　葱属（*Allium*）植物全世界约有500种，分布于北半球。中国有110种，本属现供药用者约13种。本种原产于亚洲西部或欧洲，现全世界均广泛种植。

评注

　　除鳞茎外，大蒜油也可入药。大蒜为世界著名的预防心血管疾病的药物，目前对大蒜的研究较多，但其化学成分非常复杂，且不同的采收时期和加工方法对其有效成分影响较大。

药用历史　根据胡夫大金字塔碑铭记载，蒜在古埃及曾被当作货币。蒜的药用范围很广泛，民间医生曾经用大蒜治疗人体麻疯病、马凝血障碍等。中世纪时期，大蒜被用于治疗耳聋，美洲印第安人也用大蒜治疗耳痛、肠胃胀气和坏血病。汉代大蒜被引入中国，其药用之名始载于《名医别录》。《欧洲药典》(第5版)、《英国药典》(2002年版)和《美国药典》(第28版)收载本种为大蒜的法定原植物来源种。主产于地中海沿岸国家以及中国、美国和阿根廷。

疗　效　药理研究表明，蒜具有抗微生物与寄生虫、抗肿瘤、降血脂、抗动脉粥样硬化、保肝、调节免疫等作用。民间经验认为大蒜有降血脂、抗菌作用。中医理论认为大蒜具有温中行滞，解毒，杀虫的功效。

有效成分　蒜鳞茎含有丰富的含硫化合物，其活性成分主要为蒜氨酸、大蒜辣素和大蒜烯等。《英国药典》和《欧洲药典》采用高效液相色谱法测定，规定大蒜粉中含大蒜辣素不得少于0.45%；《美国药典》采用高效液相色谱法测定，规定大蒜中蒜氨酸的含量不得少于0.50%，且含 γ-glutamyl-S-allyl-L-cysteine不得少于0.20%，以控制药材质量。

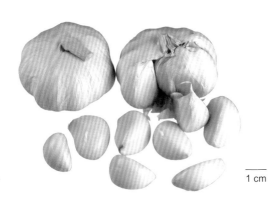

1 cm

药材：蒜 Allii Sativi Bulbus

辣根
Lagen

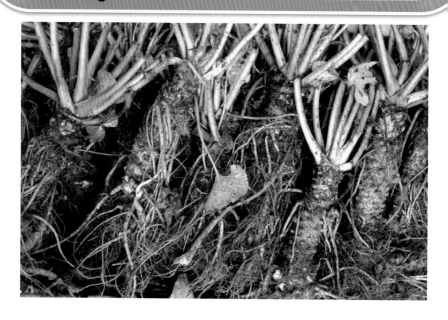

英文名 Horseradish
学　名 *Armoracia rusticana* (Lam.)
Gaertn., B. Mey. et Scherb.

来　源　十字花科（Brassicaceae）植物辣根 *Armoracia rusticana* (Lam.)
Gaertn., B. Mey. et Scherb.，其根入药。药用名：辣根。

产　地　辣根属（*Armoracia*）植物全世界约有 3 种，分布于欧洲与亚
洲。中国引种栽培有 1 种，本属仅本种入药。本种原产于伏尔加 - 顿河地
区，后遍及欧洲。美洲中西部地区、中国黑龙江、吉林、辽宁等地有栽培。

评注
　　佐餐常用的 "芥末" 通常来源于 3 种不同的十字花科植物：一是山葵 *Wasabia
japonica* Matsum；二是辣根，目前市售的山葵酱（青芥辣）和山葵粉大多因为成本的

药用历史 辣根的种植历史迄今已有近2000年。公元19世纪早期，辣根已普遍种植。民间药用历史较长，早期的应用包括治疗坐骨神经痛和疝痛、驱肠虫、利尿。辣根还用作调味品。辣根传统用于治疗支气管和尿道感染、关节炎等，公元17世纪的英国草药医生也将辣根外用治疗坐骨神经痛、痛风和关节痛。主产于欧洲与亚洲。

疗　效 药理研究表明，辣根具有抗菌、抗炎、抗肿瘤和驱虫等作用。民间经验认为辣根具有抗菌、镇痛的功效。中医理论认为辣根具有消食和中，利胆，利尿的功效。

有效成分 辣根主要含异硫氰酸酯类、磺酸硫苷类和黄酮类成分等。

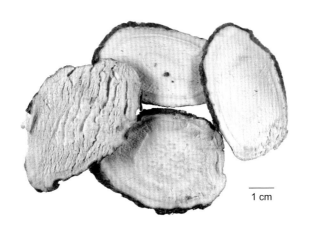

1 cm

药材：辣根 Armoraciae Radix

原因而采用辣根和绿色食用色素仿制生产；三是黑芥 *Brassica nigra* (L.) Koch 或白芥 *Sinapis alba* L. 的种子。辣根切片还具有驱除家畜粪便臭味的作用。

辣薄荷

Labohe

英文名 Peppermint
学　名 *Mentha piperitae* L.

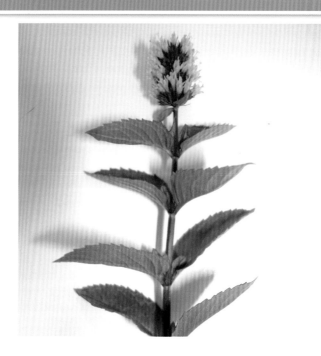

来　源　唇形科（Labiatae）植物辣薄荷 *Mentha piperitae* L.，其干燥叶入药，药用名：辣薄荷叶；其地上部分水蒸气蒸馏所得的精油入药，药用名：辣薄荷油。

产　地　薄荷属（*Mentha*）植物全世界约有30种，主要分布于北半球温带地区。中国约有12种，本属现供药用者约有8种。本种原产于欧洲，埃及、印度、南美洲、北美洲、中国均有栽培。

评注

　　《中国药典》收载同属植物 *Mentha haplocalyx* Briq. 为中药薄荷的法定原植物来源种。薄荷与辣薄荷的功效相似，研究表明两者的化学成分与药理作用也较为类似。

　　辣薄荷药用历史悠久，自古以来用于感冒、恶心、呕吐等疗效良好。近年来辣薄

药用历史 辣薄荷入药已有数千年的历史，从古希腊、古罗马、古埃及时代始有记载。于1721年开始载入《伦敦药典》。《欧洲药典》(第5版)、《英国药典》(2002年版)和《美国药典》(第28版)收载本种为辣薄荷叶和辣薄荷油的法定原植物来源种。主产于美国、欧洲北部和东部地区。

疗　效 药理研究表明，辣薄荷叶和辣薄荷油具有抗菌、抗过敏、抗病毒、抗氧化、利胆等作用。民间经验认为辣薄荷叶具有驱风、解痉、利胆的功效。中医理论认为辣薄荷叶具有疏散风热，解毒散结的功效。

有效成分 辣薄荷含挥发油、黄酮类和酚酸类等成分。《欧洲药典》和《英国药典》采用水蒸气蒸馏法测定，规定完整辣薄荷叶中挥发油含量不得少于12mL/kg，切碎辣薄荷叶中挥发油含量不得少于9.0mL/kg，以控制药材质量；采用气相色谱法测定，规定辣薄荷油中柠檬烯含量为1.0% ～ 5.0%，桉叶素含量为3.5% ～ 14%，薄荷酮含量为14% ～ 32%，薄荷呋喃含量为1.0% ～ 9.0%，异薄荷酮含量为1.5% ～ 10%，醋酸薄荷酯含量为2.8% ～ 10%，薄荷醇含量为30% ～ 55%，长叶薄荷酮含量不多于4.0%，葛缕酮含量不得多于1.0%，以控制精油质量。《美国药典》采用化学滴定法测定，规定辣薄荷油中酯类成分含量以醋酸薄荷酯计不得少于5.0%，薄荷醇总含量不得少于50%，以控制精油质量。

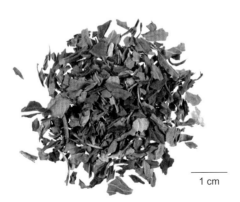

药材：辣薄荷 Menthae Piperitae Folium

荷油蒸气吸入法用于防治癌症化疗引起的恶心也取得较好的效果。此外，辣薄荷叶还可清除水中的铅离子，具有改善水质的作用。

蓍
Shi

英文名 Yarrow

学 名 *Achillea millefolium* L.

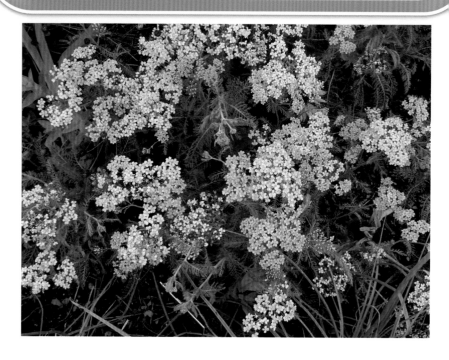

来 源 菊科（Asteraceae）植物蓍 *Achillea millefolium* L.，其干燥全草和头状花序入药。药用名：洋蓍草。

产 地 蓍属（*Achillea*）植物全世界约有200种，广泛分布于北温带地区。中国约有10种，本属现供药用者3种。本种原产于欧洲和亚洲西部，现北美洲、亚洲等北温带地区均有栽培。

评注

同属植物高山蓍 *Achillea apina* L.亦供药用，在中国有栽培。

洋蓍草是常用的止血良药，将鲜的洋蓍草捣泥敷在伤口上，可迅速止血；洋蓍草叶干粉吹入鼻孔，可立即止住鼻衄；含洋蓍草的药酒可治疗月经过多。英国民间还将洋蓍

药用历史　蓍的使用在公元前11世纪至公元前9世纪的荷马时代已有记载；第二次世界大战时期，蓍曾经在英国得到广泛的应用。《欧洲药典》（第5版）和《英国药典》（2002年版）收载本种为洋蓍草的法定原植物来源种。主产于英国等欧洲国家，尤其是欧洲东部至东南部地区。

疗　效　药理研究表明，蓍具有止血、抗炎、抗氧化、抗肿瘤等作用。民间经验认为洋蓍草具有止血，解热，发汗，收敛，利尿等功效。中医理论认为洋蓍草具有祛风，活血，止痛，清热，解毒的功效。

有效成分　蓍含有挥发油、萜类、黄酮类、香豆素类等成分，其中挥发油及母菊兰烯是指标性成分。《欧洲药典》和《英国药典》规定洋蓍草中挥发油的含量不得少于2.0mL/kg，原蓂含量以母菊兰烯计不得少于0.020%，以控制药材质量。

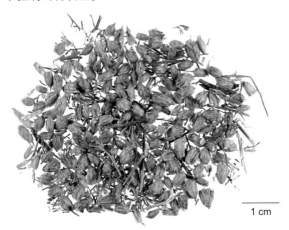

1 cm

药材：洋蓍草 Millefolii Herba et Flos

草用来治疗烧伤、毒蛇咬伤和毒虫叮伤；印第安人则用洋蓍草来治疗肝肾功能紊乱。

　　洋蓍草曾作为堕胎药和避孕药使用。但研究表明已孕大鼠服用洋蓍草并未增加着床前和着床后胚死亡数。

欧山楂
Oushanzha

英文名 Hawthorn
学　名 *Crataegus monogyna* Jacq.

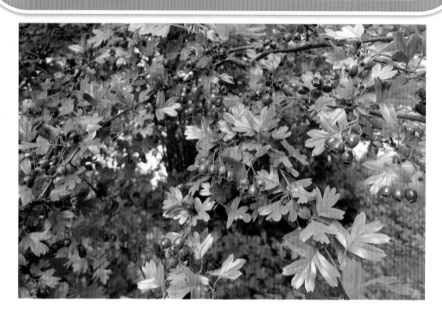

来　源　蔷薇科（Rosaceae）植物欧山楂 *Crataegus monogyna* Jacq.，其干燥成熟果实、花和叶入药。药用名：欧山楂、欧山楂花、欧山楂叶。

产　地　山楂属（*Crataegus*）植物全世界有1000多种，广泛分布于北半球，以北美种类最多。中国产约有17种、2变种，本属现供药用者约8种。本种主要分布于东亚，欧洲和北美东部。

评注
　　《欧洲药典》《英国药典》和《美国药典》还收载同属植物光滑山楂 *Crataegus laevigata*（Poir.）DC.［*Crataegus oxyacantha* L.］为欧山楂的法定原植物来源种。《中国药

药用历史 欧山楂作为食品和药物在欧洲使用已有上千年的历史，欧山楂制剂在治疗心脏疾病方面，为最受欢迎的处方植物药之一，尤其在欧洲中部国家，如德国、奥地利和瑞士等。欧山楂在美国作为食品补充剂也越来越流行，2000年在美国主流零售店销售榜上名列第20位。《欧洲药典》(第5版)、《英国药典》(2002年版)和《美国药典》(第28版)均收载本种为欧山楂的法定原植物来源种之一。主产于欧洲东部。

疗 效 药理研究表明，欧山楂具有增加冠脉流量，强心，抗氧化，抗炎等作用。民间经验认为欧山楂具有强心、扩张冠状动脉和降血压的功效。

有效成分 欧山楂主要化学成分为黄酮类、三萜类、胺类和缩合鞣质。《英国药典》和《欧洲药典》采用紫外可见分光光度法测定，规定按干燥品计算，欧山楂中原花青素含量以矢车菊素氯化物计不得少于1.0%；欧山楂花和叶中总黄酮含量以金丝桃苷计不得少于1.5%，以控制药材质量；《美国药典》采用高效液相色谱法测定，规定按干燥品计算，欧山楂花和叶中C-糖基化黄酮含量以牡荆素计不得少于0.60%，O-糖基化黄酮含量以金丝桃苷计不得少于0.45%，以控制药材质量。

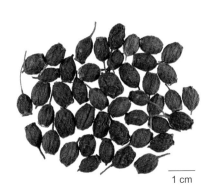

药材：欧山楂 Crataegi Monogynae Fructus

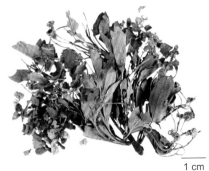

药材：欧山楂花叶 Crataegi Monogynae Flos et Folium

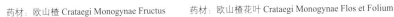

典》(2015年版)收载的品种为山楂 *C. pinnatifida* Bge.和山里红 *C. pinnatifida* Bge. var. *major* N. E. Br.，药用部位以果实为主。

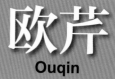

欧芹
Ouqin

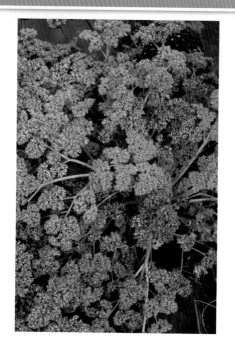

英文名 Parsley
学　名 *Petroselinum crispum* (Mill.)
Nym. ex A. W. Hill

来　源　伞形科（Apiaceae）植物欧芹 *Petroselinum crispum* (Mill.) Nym. ex A. W. Hill，其新鲜或干燥地上部分入药，药用名：欧芹；其干燥成熟果实入药，药用名：欧芹子；其干燥根入药，药用名：欧芹根。

产　地　欧芹属（*Petroselinum*）植物全世界约3种，分布于欧洲西部和南部。中国仅欧芹1种，亦可供药用。本种原产地中海地区，现世界各地均有分布，一般栽培于菜园中或成野生状态。

评注

　　欧芹的经济价值较高，除药用外，还是常用的佐餐和矫味蔬菜；所含的挥发油亦可用作香肠等肉类制品生产，在香水和制肥皂工业中亦有使用。

　　栽培的欧芹有3个主要类型：卷叶型（curly leaf type）(ssp. *crispum*)、平叶型（plain

药用历史 公元1世纪时，古希腊医生迪奥斯可里德斯（Dioscorides）已开始将欧芹药用。而后从希腊传入印度，为阿育吠陀医学（Ayurvedic）所用，将其根用作驱风药、利尿剂、通经药和祛痰药。《英国草药典》（1996年版）收载本种为欧芹和欧芹根的法定原植物来源种。主产于欧洲北部和中部地区。

疗　效 药理研究表明，欧芹具有利尿、抗胃溃疡、抗氧化、抗糖尿病、抗病原微生物、抗血小板聚集、抗胆碱酯酶、抗肿瘤等作用。民间经验认为欧芹具有利尿、预防和治疗肾结石的功效。

有效成分 欧芹主要含挥发油、香豆素类、黄酮类、倍半萜类等成分。所含的挥发油、香豆素、黄酮等成分有显著的生理活性。《英国草药典》规定欧芹干燥地上部分的水溶性浸出物含量不得少于25%，以控制药材质量。

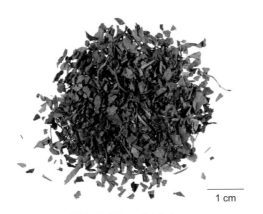

1 cm

药材：欧芹 Petroselini Herba

leaf type)(ssp. *neapolitanum*)用于收获叶；萝卜或汉堡包型（turnip-rooted or 'Hamburg' type)(ssp. *tuberosum*)用于收获根。

欧洲七叶树
Ouzhouqiyeshu

英文名 Horse chestnut
学　名 *Aesculus hippocastanum* L.

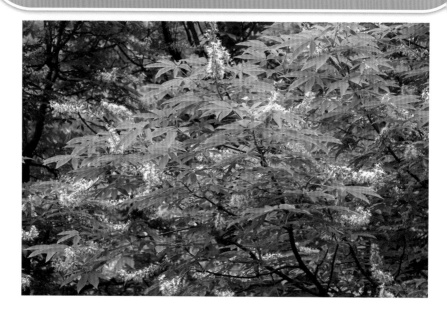

来　源　七叶树科（Hippocastanaceae）植物欧洲七叶树 *Aesculus hippocastanum* L.，其干燥种子入药。药用名：马栗树种子。

产　地　七叶树属（*Aesculus*）植物全世界约有30种，广泛分布于亚洲、欧洲和美洲。中国约有10种，以西南部的亚热带地区为分布中心，北达黄河流域，东达江苏和浙江，南达广东北部。本属现供药用者约4种、1变种。本种原产于阿尔巴尼亚和希腊，现广泛分布欧洲和美洲，中国亦有引种。

评注

欧洲七叶树的树皮、枝皮和树叶亦可入药。

欧洲七叶树的种子主要用于治疗各种血管疾病，如静脉曲张、痔疮、静脉功能不全所致水肿等。此外，欧洲七叶树的树冠广阔，也可作为行道树和庭园树栽培。

药用历史　欧洲七叶树的种子和树皮自16世纪已开始供药用，18世纪时其种子和枝皮用于解热，19世纪后期开始用于治疗痔疮。《英国草药典》（1996年版）收载本种为马栗树种子的法定原植物来源种。《英国药典》（2002年版）收载本种为提取七叶树皂苷的法定原植物来源种。主产于温带地区，尤其是欧洲东部国家。

疗　效　药理研究表明，欧洲七叶树具有强化血管、降低血管通透性、改善静脉功能不全、抗炎、消肿、抗肿瘤等作用。民间经验认为马栗树种子具有改善静脉曲张、消除水肿、保护血管等功效。

有效成分　欧洲七叶树种子含有三萜皂苷类、香豆素类、黄酮类等成分，其中七叶树皂苷是指标性成分，为多种三萜皂苷类成分的混合物。《英国草药典》规定马栗树种子中水溶性浸出物含量不得少于20%，以控制药材质量。

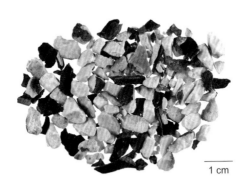

1 cm

药材：欧洲七叶树 Hippocastani Semen

　　目前，德国生产的欧洲七叶树种子制剂市场销售良好。同属植物七叶树 *Aesculus chinensis* Bge. 和天师栗 *A. wilsonii* Rehd. 的种子在中国作中药娑罗子药用，具有疏肝，理气，宽中，止痛的功效。目前娑罗子已成为中国生产欧洲七叶树种子制剂的补充药源。

欧洲龙芽草
Ouzhoulongyacao

英文名 Agrimony
学　名 *Agrimonia eupatoria* L.

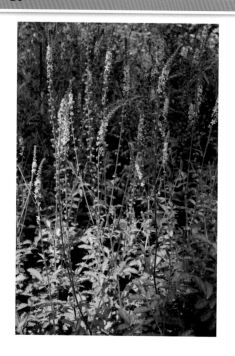

来　源　蔷薇科（Rosaceae）植物欧洲龙芽草 *Agrimonia eupatoria* L.，
其花期干燥地上部分入药。药用名：欧洲龙芽草。

产　地　龙芽草属（*Agrimonia*）植物全世界有10余种，分布在北温带
和热带高山及拉丁美洲。中国有4种、1亚种、1变种，均供药用。本种
分布于欧洲、北非和亚洲西部。本种的亚种 *A.eupatoria* L. subsp.*asiatica*
(Juzep.) Skalicky在中国新疆有分布。

评注

　　在中国，同属植物龙芽草 *Agrimonia pilosa* Ledeb. 被广泛使用，中医理论认为龙
芽草具有收敛，止血，止痢，杀虫等功效。龙芽草的冬芽民间亦供药用，有效成分鹤

《欧洲药典》(第5版)和《英国药典》(2002年版)均收载本种为
欧洲龙芽草的法定原植物来源种。主产于欧洲的保加利亚和匈牙利。

疗 效 药理研究表明，欧洲龙芽草具有降血糖、抗菌、抗病毒、降
血压、调节免疫、抗氧化、抗炎等作用。民间经验认为欧洲龙芽草具有
收敛的功效。欧洲龙芽草被欧盟列为食品调味剂的天然来源，可少量用
于食品。

有效成分 欧洲龙芽草含有黄酮类和鞣质类成分等，其中鞣质类成分是
主要的活性成分。《欧洲药典》和《英国药典》采用高效液相色谱法测定，
规定欧洲龙芽草中鞣质的含量以焦桔酚计不得少于2.0%，以控制药材
质量。

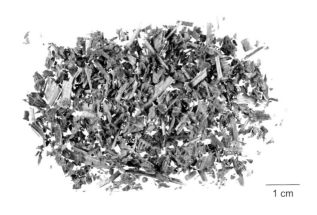

1 cm

药材：欧洲龙芽草 Agrimoniae Eupatoriae Herba

草酚具有驱绦虫的作用。龙芽草与欧洲龙芽草具有相似的化学成分，龙芽草具有抗肿
瘤、抗病毒以及肝保护等作用。

欧当归
Oudanggui

英文名 Lovage
学 名 *Levisticum officinale* Koch

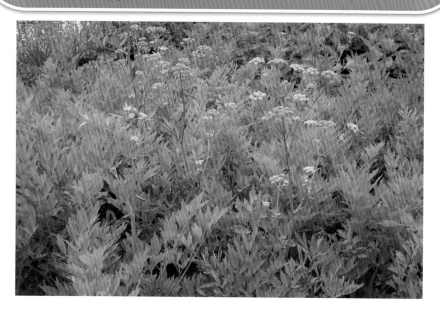

来　源　伞形科（Apiaceae）植物欧当归 *Levisticum officinale* Koch，其干燥根和根茎入药。药用名：欧当归。

产　地　欧当归属（*Levisticum*）植物全世界约有3种，分布于亚洲西南部，欧洲及北美有栽培或逸生。本种原产于亚洲西部和欧洲南部，欧洲及北美各国有栽培或逸为野生；中国河北、山东、辽宁、陕西、新疆、内蒙、江苏、河南等省区有引种栽培。

评注

　　欧当归在欧洲有悠久的种植历史，北美各国也有栽培。该植物及所含挥发油有广泛的用途，除药用外，在食品、香料、牧草等行业中亦有广泛应用。

　　欧当归根部系该植物的主要部分，约占全株总重量的37%；研究亦表明，盛花期是欧当归的最佳采收季节。

药用历史　欧当归在欧洲有上千年的栽培历史。其药用历史迄今已超过500年，传统用作驱风剂、抗胃肠气胀药和外用洗剂，用于咽喉痛、疖的治疗。现在，欧当归主要用作药茶的原料之一，欧当归提取物也用作利口酒的矫味剂。《欧洲药典》(第5版)和《英国药典》(2002年版)收载本种为欧当归的法定原植物来源种。主产于波兰、德国东部、荷兰及巴尔干地区。

疗　效　药理研究表明，欧当归具有利尿、解痉、抗氧化等作用。民间经验认为欧当归具有驱风、利尿的功效。中医理论认为欧当归具有活血调经，利尿的功效。

有效成分　欧当归主要含挥发油和香豆素类等成分。《欧洲药典》和《英国药典》采用水蒸气蒸馏法测定，规定欧当归干燥原药材和饮片的挥发油含量分别不得少于4.0mL/kg和3.0mL/kg，以控制药材质量。

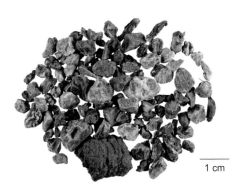

1 cm

药材：欧当归 Levistici Radix

欧当归易于栽培，产量较高，在中国部分地区曾作为当归 *Angelica sinensis*(Oliv.) Diels 的替代品使用，但两者的来源不同，所含主要化学成分的性质与含量均有差异，药理作用也不尽相同。

锯叶棕

Juyezong

英文名　Saw palmetto
学　名　*Serenoa repens* (Bartram) Small

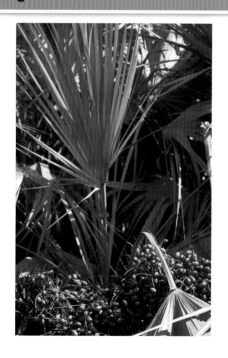

来　源　棕榈科（Arecaceae）植物锯叶棕 *Serenoa repens* (Bartram) Small [*Sabal serrulata* (Mich.) Nuttall ex Schult.]，其干燥浆果入药。药用名：锯叶棕。

产　地　锯叶棕属（*Serenoa*）植物全世界有1种，原产北美，分布于美国东南部沿海地区。

评注
　　锯叶棕果实提取物对良性前列腺增生及相关的尿道症状具有独特治疗作用，已成为欧美最畅销的植物药之一。锯叶棕因叶缘呈锯齿状而得名。锯叶棕还是观赏和蜜源

药用历史 早在公元18世纪初期，美洲印度安人就将锯叶棕的浆果作为食物或用于治疗男性泌尿生殖系统疾病。20世纪60年代，欧洲一些国家开始将锯叶棕树皮和浆果的脂溶性提取物制成制剂，用于良性前列腺增生的治疗。《美国药典》(第28版)和《英国草药典》(1996年版)收载本种为锯叶棕的法定原植物来源种。主产于美国佛罗里达州。

疗 效 药理研究表明，锯叶棕具有抗良性前列腺增生、解除平滑肌痉挛和抗肿瘤等作用。民间经验认为锯叶棕具有抗良性前列腺增生等功效。

有效成分 锯叶棕的脂溶性成分主要为脂肪酸、脂醇、植物固醇等。《美国药典》采用气相色谱法测定，规定锯叶棕中总脂肪酸含量不得少于9.0%，以控制药材质量。

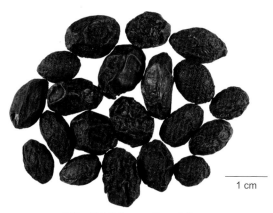

1 cm

药材：锯叶棕 Serenoae Repentis Fructus

植物，其叶、叶鞘、茎干和根都富含纤维，可用于造纸、编织地毯、用作室内装潢的填料或制成天然工艺品等，全株都可供开发利用。

龙舌兰
Longshelan

英文名 American century plant
学 名 *Agave americana* L.

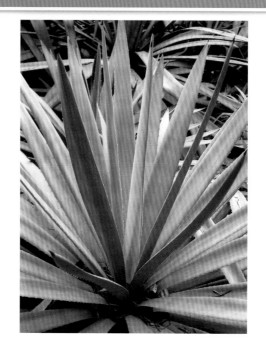

来　源　石蒜科（Amaryllidaceae）植物龙舌兰 *Agave americana* L.，其新鲜或干燥叶入药。中药名：龙舌兰。

产　地　龙舌兰属（*Agave*）植物全世界有300余种，原产于干旱和半干旱地区，尤以墨西哥种类最多。中国引种栽培的主要有4种，均为世界著名的纤维植物。本属现供药用者约4种。本种原产美洲热带，中国华南及西南各省区已引种栽培，云南早有逸为野生者。

评注

　　龙舌兰属植物具有很高的经济价值，纤维坚韧耐腐，是制作船缆、绳索、鱼网、帆布的优质原料。其中以剑麻 *Agave sisalana* Perr. ex Engelm. 纤维的产量高、质量好。
　　龙舌兰属植物均富含固醇皂苷类成分，是生产固醇激素药物的重要原料，其中又

药用历史 龙舌兰在墨西哥中部干旱地区已有数千年的栽培历史，当地居民用龙舌兰的纤维拧成绳子，把龙舌兰叶当作食物，并以龙舌兰汁酿酒。龙舌兰传入中国有百余年，为南方民间草药之一。主产于中国广东。

疗　效 药理研究表明，龙舌兰具有抗炎、镇痛、抗真菌、抗肿瘤、杀精等作用。中医理论认为龙舌兰具有解毒拔脓，杀虫，止血的功效。

有效成分 龙舌兰主要含固醇皂苷类成分。

以龙舌兰固醇皂苷元的含量较高。

荞麦
Qiaomai

英文名 Buckwheat
学　名 *Fagopyrum esculentum* Moench

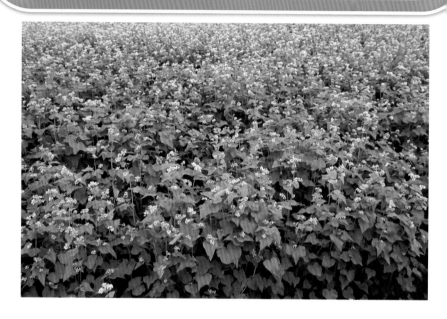

来　源　蓼科（Polygonaceae）植物荞麦 *Fagopyrum esculentum* Moench，其干燥开花地上部分入药。药用名：荞麦。

产　地　荞麦属（*Fagopyrum*）植物全世界约有15种，分布于亚洲及欧洲。中国有10种、1变种，其中2种为栽培种，南北各省区均有分布。本属现供药用者约有3种。本种分布于亚洲及欧洲，中国大部分地区均有栽培，有时逸为野生。

评注

　　除开花地上部分外，荞麦种子、花、叶、茎均可单独入药。荞麦茎或叶具有清热解毒，利耳目，下气消积，止血，降血压的功效。

　　同属植物苦荞麦 *Fagopyrum tataricum* (L.) G.aertn. 种子在中国亦供药用，其总黄酮含量高于荞麦（甜荞）。《本草纲目》记载：苦荞麦性味苦、平、寒，有益气力、续

药用历史 中国是荞麦栽培历史最悠久的国家，早在公元前3～5世纪，《神农书》中的"八谷生长篇"就有荞麦生长发育的记载。"荞麦"药用之名，始载于《千金方》。历代本草多有著录，古今药用品种一致。《欧洲药典》（第5版）收载本种为荞麦的法定原植物来源种。主产于中国、俄罗斯、日本、波兰、法国、加拿大、美国等。

疗　效 药理研究表明，荞麦具有抗氧化、降血压、降血糖、降血脂、保肝等作用。民间经验认为荞麦具有增加静脉和毛细血管张力、预防动脉硬化、缓解静脉阻滞及静脉曲张等功效。中医理论认为荞麦具有健脾消积，下气宽肠，解毒敛疮的功效。

有效成分 荞麦主要含黄酮类、多酚类、环多醇类、蛋白质类等成分。《欧洲药典》采用高效液相色谱法测定，规定荞麦中芦丁的含量不得少于4.0%，以控制药材质量。

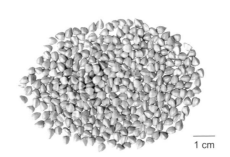

1 cm

药材：荞麦 Fagopyri Esculenti Semen

精神、利耳目、降气宽肠健胃的作用。现代临床医学观察表明，苦荞麦粉及其制品具有降血糖、降血脂，增强人体免疫力的作用，对糖尿病、高血压、高血脂、冠心病、中风等病人都有辅助治疗作用。

穗花牡荆
Suihuamujing

英文名 Chaste tree

学　名 *Vitex agnus-castus* L.

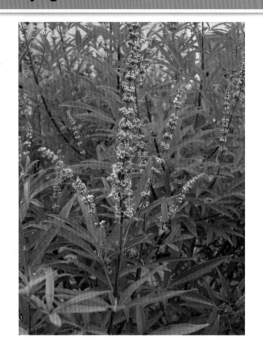

来　源　马鞭草科（Verbenaceae）植物穗花牡荆 *Vitex agnus-castus* L. 其
干燥成熟果实入药。药用名：贞洁莓。

产　地　牡荆属（*Vitex*）植物全世界250多种，分布于热带和温带地区。
中国约有14种，主要分布于长江以南，少数种类向西北经秦岭至西藏高
原，向东北经华北至辽宁等地，本属现供药用者约4种。本种原产于希腊
和意大利，在美国温带地区有种植，中国江苏、上海等地也有引种栽培。

评注

　　除果实外，穗花牡荆的干燥叶也可入药。穗花牡荆作为目前德国最流行的单味
植物药之一，在中国市场还很少见。少量的穗花牡荆制剂亦依赖进口。同属植物黄荆
Vitex negundo L.、牡荆 *V. negundo* var. *cannabifolia*（Sieb.et Zucc.）Hand.-Mazz.、单叶蔓荆

药用历史 穗花牡荆至少有2000年的药用历史。穗花牡荆在欧洲曾经用于抑制性欲、醒酒及治疗胃气胀、发热、便秘和缓解子宫痉挛。19世纪时，美洲草药医生将穗花牡荆作为通经下乳药。目前，穗花牡荆主要用于高催乳素血症或黄体不足引起的妇女生殖系统疾病。《英国草药典》（1996年版）和《美国药典》（第28版）均收载本种为贞洁莓的法定原植物来源种。主产于美国温带地区、阿尔巴尼亚和摩洛哥等地中海国家。

疗 效 药理研究表明，穗花牡荆具有雌激素样作用、抗肿瘤及抗菌等作用。民间经验认为贞洁莓具有调经通乳的功效。

有效成分 穗花牡荆主要含环烯醚萜类、黄酮类、挥发油成分。《美国药典》采用高效液相色谱法测定，规定贞洁莓中穗花牡荆苷的含量不得少于0.050%，紫花牡荆素的含量不得少于0.080%，以控制药材质量。

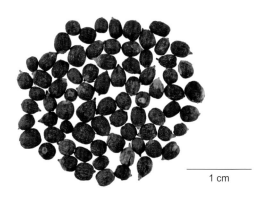

1 cm

药材：贞洁莓 Agni Casti Fructus

V. trifolia L. var. *simplicifolia* Cham. 的多种药用部位以及挥发油，在中国用作祛痰、镇咳、平喘药。

总状升麻
Zongzhuangshengma

英文名 Black cohosh
学　名 *Cimicifuga racemosa* (L.) Nutt.

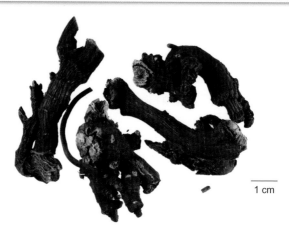

药材：总状升麻 Cimicifugae Racemosae Radix et Rhizoma

来　源　毛茛科（Ranunculaceae）植物总状升麻*Cimicifuga racemosa* (L.) Nutt.，其根及根茎入药。药用名：黑升麻。

产　地　升麻属（*Cimicifuga*）植物全世界约有18种，分布于北温带。中国有8种，大部分省区均有分布。本属多数植物的根及根茎均可供药用。本种原产于北美东部，分布于加拿大和美国东部，直至佛罗里达州南部。欧洲有引种栽培。

评注
　　总状升麻对绝经期症状有良好作用，作用机理较明确，副作用小，在欧洲广泛使用达40多年。

药用历史 总状升麻最早被北美原住民用来缓解经期和分娩时的疼痛，还用于治疗风湿、疟疾、肾病、咽痛、全身不适和蛇咬伤。现被广泛应用于治疗绝经期症状和月经失调。除此之外，也用于治疗经前综合征、痛经、骨关节炎、经期头痛和类风湿性关节炎。《英国草药典》（1996年版）收载本种为黑升麻的法定原植物来源种。主产于加拿大和美国北方地区。

疗　效 药理研究表明，总状升麻具有抗雌激素、抗骨质疏松和抗肿瘤等作用。民间经验认为黑升麻具有抗炎等功效。

有效成分 总状升麻主要活性成分为三萜皂苷类化合物，尚含酚类化合物。《英国草药典》规定黑升麻的水溶性浸出物不得少于10%，以控制药材质量。

姜黄
Jianghuang

英文名 Turmeric
学 名 *Curcuma longa* L.

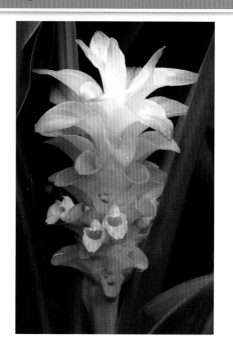

来　源　姜科（Zingiberaceae）植物姜黄 *Curcuma longa* L.，其干燥根茎入药，中药名：姜黄；其干燥块根入药，中药名：郁金。

产　地　姜黄属（*Curcuma*）植物全世界有50余种，分布于东南亚和澳洲北部。中国约有7种，分布于东南部至西南部，均可供药用。本种分布于中国福建、广东、香港、广西、四川、云南、西藏、台湾等省区；东亚和东南亚也有栽培。

评注

　　姜黄为常用中药，其所含的姜黄素类成分具有广泛的生理活性，特别是对多种癌细胞有抑制作用。

　　除药用外，姜黄还是一种天然着色剂。姜黄色素着色鲜明，着色力强，使用量小，而且兼顾医疗及保健的功能，是联合国粮食与农业组织和世界卫生组织所推荐使用的

药用历史 "姜黄"药用之名，始载于《新修本草》，早期本草记述"姜黄"系指该属多种植物，至清《植物名实图考》明确定为本种，此后逐渐演化为"姜黄"的主流品种。"郁金"药用之名，始载于《药性论》。历代本草多有著录，古今药用品种一致。《中国药典》(2015年版)收载本种为中药姜黄的法定原植物来源种及中药郁金的法定原植物来源种之一。主产于中国四川、福建、江西等省，广东、广西、湖北、陕西、云南、台湾等省区也产。

疗效 药理研究表明，姜黄具有消肿止痛、抗炎、抗肿瘤、抗菌等作用。中医理论认为姜黄具有破血行气，通经止痛的功效；郁金具有行气化瘀，清心解郁，利胆退黄的功效。

有效成分 姜黄的根茎含二苯基庚烷类、倍半萜类、挥发油类成分等。挥发油为抗炎、镇痛、保肝的活性成分之一。《中国药典》采用挥发油测定法测定，规定姜黄的挥发油含量不得少于7.0%；采用高效液相色谱法测定，规定姜黄中姜黄素含量不得少于1.0%，以控制药材质量。

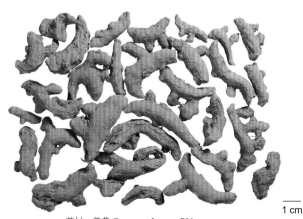

1 cm

药材：姜黄 Curcumae Longae Rhizoma

安全性高的天然色素之一，广泛用于食品和饮料着色。姜黄粉（姜黄破碎细磨而制得的黄色粉末）可用于咖喱粉、腌菜等高级调味品系列，姜黄油可作为食用香料。

姜黄还可用作美容物添加剂，其挥发油能抑制痤疮；提取物作为沐浴液有保湿作用；而且，新鲜的姜黄汁还有促进伤口愈合等作用。

柠檬
Ningmeng

英文名 Lemon
学　名 *Citrus limon* (L.) Burm. f.

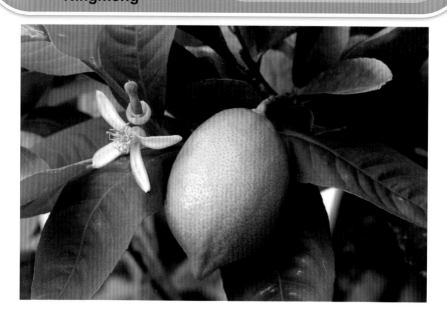

来　源　芸香科（Rutaceae）植物柠檬 *Citrus limon* (L.) Burm. f.，其干燥果皮入药。药用名：柠檬皮。

产　地　柑橘属（*Citrus*）植物全世界约有20种，原产亚洲东南部及南部，现热带及亚热带地区多有栽培。中国产约有15种，其中多数为栽培种。本属植物现供药用者约10种、3变种及多个栽培种。本种原产印度北部，现广泛种植于地中海国家和全世界亚热带地区，中国长江以南各省区也有栽培。

药用历史　柠檬原产印度，公元2世纪欧洲已有栽培。16世纪时，医学

评注

除柠檬皮外，柠檬汁和柠檬皮榨取所得柠檬油也可入药。柠檬的果实也用作中药柠檬，具有生津解暑，和胃安胎的功效，主治胃热伤津，中暑烦渴，食欲不振，脘腹痞胀，肺燥咳嗽，妊娠呕吐；柠檬的叶用作中药柠檬叶，具有化痰止咳，理气和胃，止泻的功效，主治咳喘痰多，气滞腹胀，泄泻；柠檬的根用作中药柠檬根，具有行气

界已经认识到每天饮用柠檬汁可以预防水手在长期海上航行中爆发坏血症。英国曾经立法要求远航船只必须携带足够每位水手每天1盎司的柠檬或者柠檬汁。长期以来,柠檬汁也用作利尿剂、解表剂、收敛剂、滋补剂、外用洗涤剂和含漱剂。《欧洲药典》(第5版)、《英国药典》(2002年版)和《美国药典》(第28版)均收载本种为柠檬皮或柠檬油的法定原植物来源种。主产于美国、墨西哥和意大利。

疗 效 药理研究表明柠檬具有降血压、抗氧化、抗炎、抗菌、抗病毒、抗肿瘤等作用。民间经验认为柠檬具有抗炎、利尿的功效。中医理论认为柠檬皮具有行气,和胃,止痛的功效。

有效成分 柠檬主要含挥发油、香豆素类、黄酮类和糖苷类成分。在挥发油成分中,柠檬烯的含量相当高,约占50%以上。《英国药典》采用水蒸气蒸馏法测定,规定柠檬皮中挥发油含量不得少于2.5%(v/w),以控制药材质量。《美国药典》采用紫外分光光度法测定柠檬油中醛类成分,规定加州型(california-type)柠檬油含柠檬醛为2.2% ~ 3.8%;意大利型(Italian-type)柠檬油含柠檬醛为3.0% ~ 5.5%,以控制柠檬油质量。

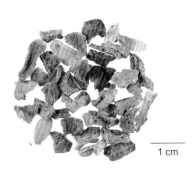

1 cm

药材: 柠檬皮 Citri Limonis Pericarpium

活血,止痛,止咳的功效,主治胃痛,疝气痛,跌打损伤,咳嗽。

除柠檬外,黎檬 *Citris limonia* Osbeck 的果实也作柠檬入药,功效与柠檬相似,但黎檬的栽培量和市场流通量不及柠檬大。

蓝桉
Lan'an

英文名 Blue gum
学　名 *Eucalyptus globulus* Labill.

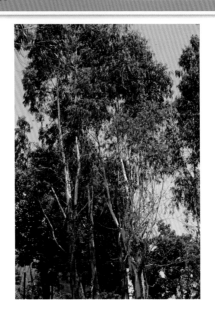

来　源　桃金娘科（Myrtaceae）植物蓝桉 *Eucalyptus globulus* Labill.，其干燥叶及枝入药，药用名：桉叶；其新鲜树叶和枝条精馏而得的挥发油入药，药用名：桉油。

产　地　桉属（*Eucalyptus*）植物全世界约600种，集中于澳洲及附近岛屿，世界各地热带和亚热带地区广泛引种栽培，有少数种类引种至温带地区。中国引种本属植物约80种，有百余年历史。本属现供药用者约7种。本种原产于澳洲东南部的塔斯马尼亚岛，现全世界很多国家地区的热带和亚热带有引种，中国广西、云南、四川等地有栽培。

评注

　　蓝桉为著名药用植物，桉叶和桉油已广泛用于医药、化妆品及化工行业，但蓝桉果实的药用却鲜为人知。中医认为蓝桉果实有理气，健胃，截疟，止痒的功效，能治疗食积，腹胀，疟疾，皮肤炎，癣疮等。实验证明，蓝桉果实有显著的抗炎、镇痛和增强免疫的药理活性。

204

药用历史 蓝桉为传统澳洲土著用药，被用于感冒、解热、止咳和其他感染的治疗。后传入中国、印度和希腊等国，并作药用。1860年，澳洲率先商业生产桉油，并将其作为重要的经济来源，印度收载桉油为抗刺激药和温和祛痰药。《欧洲药典》（第5版）和《英国药典》（2002年版）收载本种为桉叶和桉油的法定原植物来源种；《中国药典》（2015年版）收载本种为药材桉油的法定原植物来源种之一。主产于西班牙、摩洛哥、澳洲等国。

疗 效 药理研究表明，蓝桉具有抗微生物及寄生虫、抗炎、镇痛等作用。民间经验认为桉叶和桉油具有抗菌、祛痰和促进局部血液循环的作用。中医理论认为桉叶有疏风解表，清热解毒，化痰理气，杀虫止痒的功效；桉油有祛风止痛的作用。

有效成分 蓝桉主要含挥发油、黄酮类、鞣质类和三萜类成分等。《欧洲药典》和《英国药典》采用水蒸气蒸馏法测定，规定桉叶中挥发油含量不得少于15mL/kg，采用气相色谱法测定，规定桉油中1,8-桉叶素的含量不得少于70%；《中国药典》采用桉油精含量测定法测定，规定桉油中桉油精的含量不得少于70%，以控制药材质量。

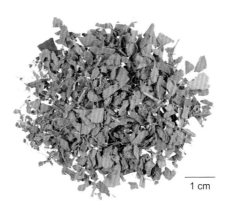

1 cm

药材：桉叶 Eucalypti Folium

蓝桉除做药用外，还可用于制浆造纸和制造天然木料产品，经济效益高。蓝桉生长快，造林存活率高，目前全世界多国都在大力开展人工蓝桉林的培育。由于蓝桉生长需要大量水分，容易造成土地贫瘠，还可妨碍本地原生植物的生长，故在开展种植时应尽量保持生态平衡。

薰衣草
Xunyicao

英文名 Lavender
学　名 *Lavandula angustifolia* Mill.

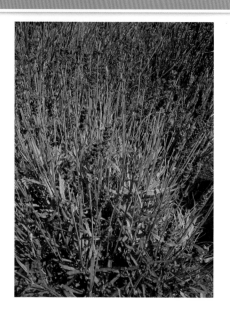

来　源　唇形科（Labiatae）植物薰衣草 *Lavandula angustifolia* Mill.，其干燥花序入药。药用名：薰衣草。

产　地　薰衣草属（*Lavandula*）植物全世界约有28种，分布于大西洋群岛及地中海地区，至索马里、巴基斯坦及印度。中国仅引种栽培2种，本属现供药用者1种。本种原产于地中海地区，现世界各地广为栽培。

评注

　　薰衣草是芳香疗法（aromatherapy）中的主要药物之一。薰衣草的主要品种还有头状薰衣草 *Lavandula stoechas* L.（也称为法国薰衣草）、宽叶薰衣草 *L. latifolia* Vill、药用薰衣草 *L. officinalis* Chaix.、穗状薰衣草 *L. spica* L.等。不同品种，不同季节采收和不同

药用历史 薰衣草的学名源自拉丁文"lavare"一词，原意为"洗涤"，因本植物具有香气，所以在古阿拉伯、古希腊、古罗马常用作沐浴汤材料以洁净身心，或作为杀菌剂用于医院和病房的消毒。《欧洲药典》（第5版）和《英国药典》（2002年版）收载本种为薰衣草及薰衣草油的法定原植物来源种。主产于欧洲南部，各国亦栽培作原料药。

疗　效 药理研究表明薰衣草具有麻醉、镇静、抗微生物、舒张平滑肌、镇痛、抗炎等作用。民间经验认为薰衣草具有祛风、抗抑郁、助消化、助睡眠的功效。中医理论认为薰衣草具有清热解毒，散风止痒的功效。

有效成分 薰衣草中含挥发油，芳樟醇和醋酸芳樟酯为其主要成分。《欧洲药典》和《英国药典》均采用水蒸气蒸馏法测定，规定薰衣草中挥发油的含量不得少于13mL/kg；采用气相色谱法测定，规定薰衣草油中含柠檬精油、桉叶素、樟脑、α-松油醇分别不得少于1.0%、2.5%、1.2%、2.0%，3-辛酮含量0.10%～2.5%、沉香醇含量20%～45%、醋酸芳樟酯含量25%～46%、松油醇-4含量0.01%～6.0%、薰衣草醇和醋酸薰衣草酯分别不得少于0.10%和0.20%，以控制药材质量。

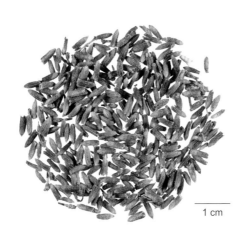

1 cm

药材：薰衣草 Lavandulae Flos

的提取方法导致薰衣草的挥发油含量不同，其化学成分的种类和比例也有较大差别。

薰衣草作为名贵的香料植物，可以美化环境，或被加工成沐浴保养品、香水、香囊、香枕等产品，也可泡茶、制作糕点用于厨房烹调料理。

荠
Ji

英文名 Shepherd's purse
学　名 *Capsella bursa-pastoris* (L.) Medic.

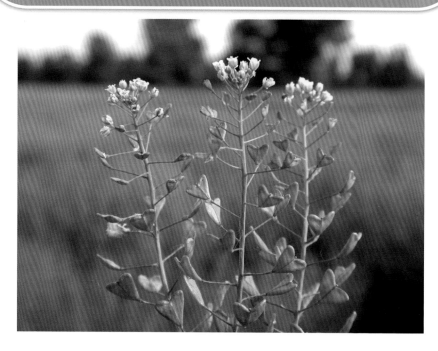

来　源　十字花科（Brassicaceae）植物荠 *Capsella bursa-pastoris* (L.) Medic.，其开花后期带果实的地上部分干燥后入药。药用名：荠菜。

产　地　荠属（*Capsella*）植物全世界约5种，主产地中海地区、欧洲及亚洲西部。中国仅有1种，供药用。本种原产于欧洲，广布于全世界温带地区，分布几遍全中国。

评注

　　荠花也用作中药荠菜花，其功效与荠菜相似。荠的种子用作中药荠菜子，能驱风明目；主治目痛，青盲翳障。

　　荠菜也是人们熟悉的野菜之一，民间一直视为药食兼用的保健品，有"三月三，

药用历史 根据中东最大的石器时代遗址土耳其加泰土丘（Catal Huyuk）（约公元前5950年）的考古发现，荠作为食品迄今已有8000余年的历史。作为传统植物药，荠被用于止血、止泻以及治疗急性膀胱炎。公元19世纪，美洲医生建议用荠内服治疗血尿症、月经过多，外用治疗瘀伤、扭伤和关节炎。第一次世界大战期间，荠被广泛用于战伤止血。从19世纪末到20世纪，传统草药医生用荠治疗泌尿生殖道炎症，分娩后出血、肺出血、结肠出血。在中国，"荠"药用之名，始载于《名医别录》。历代本草多有著录，古今药用品种一致。《英国草药典》（1996年版）收载本种为荠菜的法定原植物来源种。主产于欧洲东南部国家，保加利亚、匈牙利、俄罗斯等。

疗　效 药理研究表明，荠具有收缩平滑肌、降血压、抗肿瘤、抗炎、抗菌等作用。民间经验认为荠菜具有止血、调节血压和强心的功效。中医理论认为荠菜具有凉肝止血，平肝明目，清热利湿的功效。

有效成分 荠主要含黄酮类、硫代葡萄糖酸苷类、挥发油类成分。《英国草药典》规定荠菜水溶性浸出物不得少于12%，以控制药材质量。

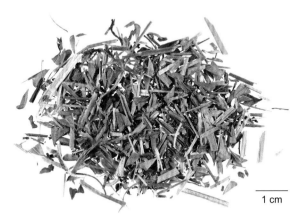

1 cm

药材：荠菜 Bursae Pastoris Herba

荠菜胜灵丹"的说法。荠菜的营养价值和药用价值都很高，除了鲜食和入药外，目前已有人工种植和商业化加工。

颠茄
Dianqie

英文名 Belladonna
学　名 *Atropa belladonna* L.

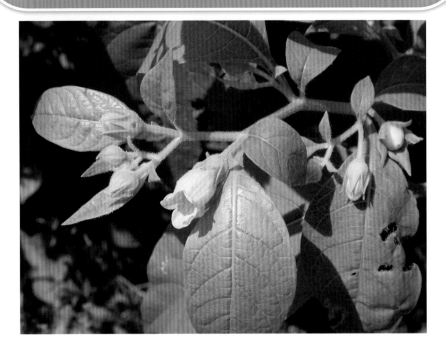

来　源　茄科（Solanaceae）植物颠茄 *Atropa belladonna* L.，其开花至结果期的干燥全草除去粗茎后入药。药用名：颠茄叶或颠茄草。

产　地　颠茄属（*Atropa*）植物全世界约4种，分布于欧洲至亚洲中部。中国栽培2种，可供药用。本种原产于欧洲中部、西部和南部，中国各地区也有栽培。

评注

　　除叶以外，颠茄根也可入药，《日本药局方》（第十六版）收载本种为颠茄根的法定原植物来源种。莨菪烷型生物碱类药物（包括阿托品、东莨菪碱、莨菪碱等）已成

药用历史 古代西班牙的姑娘喜爱用颠茄煎剂滴眼，以引起瞳孔放大而显得漂亮。在意大利文中，"bella"是美丽的意思，"donna"是女郎，因此颠茄习称为"belladonna"。现代眼科中也常用颠茄作为散瞳药。公元19世纪60年代，英国药理学家奎斯推荐用颠茄作为神经阻断剂，用于人体浅表部肿瘤手术的麻醉；并推荐内服颠茄缓解癌症的危急症状，达到麻醉作用；颠茄所含的阿托品被证明具有轻微的局部麻醉作用。《欧洲药典》（第5版）、《英国药典》（2002年版）、《美国药典》（第28版）和《中国药典》（2015年版）收载本种为颠茄叶或颠茄草的法定原植物来源种。栽培颠茄主产于北欧国家以及美国，野生颠茄主产于欧洲东南部国家。

疗 效 药理研究表明，颠茄具有解痉、散瞳、抗胆碱、抑制腺体分泌等作用。民间经验认为颠茄叶具有解痉的功效；中医理论认为颠茄草具有解痉止痛，抑制分泌的功效。

有效成分 颠茄主要活性成分为莨菪烷型生物碱，另外还含有黄酮类、脂肪酸类、皂苷类等成分。《欧洲药典》《英国药典》和《中国药典》采用酸碱滴定法测定，规定颠茄叶中总生物碱含量以莨菪碱计不得少于0.30%；《美国药典》采用气相色谱法测定，规定颠茄叶中总生物碱含量以阿托品和东莨菪碱计不得少于0.35%，以控制药材质量。

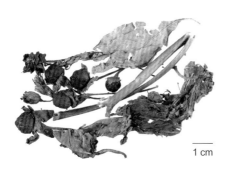

1 cm

药材：颠茄草 Belladonnae Herba

为临床抢救呼吸衰竭和解除有机磷农药中毒的常用药物。过往依赖进口的颠茄，目前已经在中国大别山地区示范种植成功。

缬草
Xiecao

英文名 Valerian

学 名 *Valeriana officinalis* L.

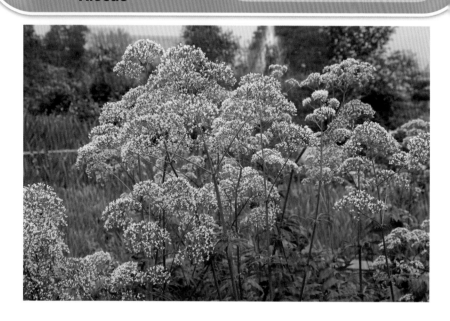

来　源　败酱科（Valerianaceae）植物缬草 *Valeriana officinalis* L.，其干燥根和根茎入药。药用名：缬草根。

产　地　缬草属（*Valeriana*）植物全世界约有200种，分布于欧亚大陆、南美和北美中部。中国有17种、2变种，本属现供药用者约有6种、1变种。本种分布于欧洲、亚洲温带地区，在欧洲中部、欧洲东部、英国、荷兰、比利时、法国、德国、日本、美国有栽培。

评注

　　缬草是目前欧美最受欢迎的天然药物，是2002年美国市场10个畅销的草药补充剂之一。作为温和的镇静催眠药，缬草没有苯二氮䓬类药物常见的不良反应，动物实

药用历史　公元11世纪盎格鲁-撒克逊（Anglo-Saxon）的著作中曾有关于缬草的记述，缬草酊在法国、德国、瑞士等一直作为催眠剂使用。《欧洲药典》(第5版)、《英国药典》(2002年版)和《美国药典》(第28版)均收载本种为缬草根的法定原植物来源种。主产于荷兰等欧洲国家。

疗　效　药理研究表明缬草具有镇静催眠、解痉、抗心律失常、抗肿瘤、抗菌等作用。民间经验认为缬草根具有镇静的功效。中医理论认为缬草具有安心神，祛风湿，行气血，止痛等功效。

有效成分　缬草主要含挥发油、环烯醚萜类、倍半萜类、生物碱类等成分。缬草烯酸等倍半萜类、缬草素等环烯醚萜类是其重要的活性成分；药材在干燥和贮存过程中因酶解作用生成较多的游离异戊酸而产生强烈的气味。《欧洲药典》和《英国药典》采用水蒸气蒸馏法测定，规定缬草干燥原药材和饮片的挥发油含量分别不得少于5.0mL/kg和3.0mL/kg；采用高效液相色谱法测定，规定缬草根中倍半萜酸类成分含量以缬草烯酸计，不得少于0.17%；《美国药典》规定缬草根中挥发油含量不得少于0.50%，缬草烯酸含量不得少于0.050%，以控制药材质量。

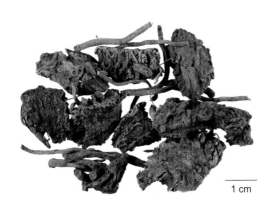

药材：缬草根 Valerianae Radix

验表明孕期使用缬草素类成分亦未见毒性。缬草的镇静催眠活性成分并未完全明了，可能是由其所含的环烯醚萜类、倍半萜类、黄酮类等多种活性成分协同作用而产生。

英文名索引